学研のヒューマンケアブックス

アスペルガー症候群だって いいじゃない

私の凸《でこ》凹《ぼこ》生活研究レポート

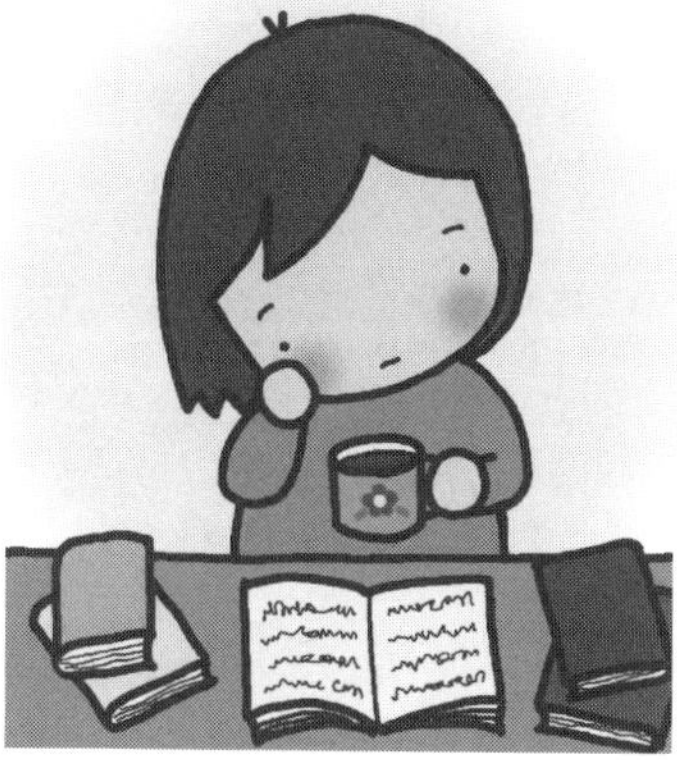

Contents
目次

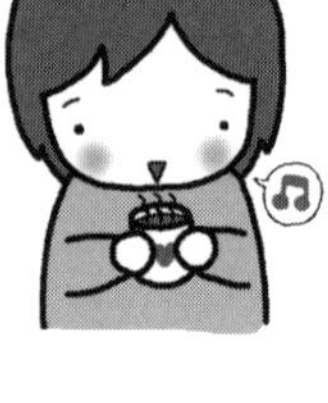

イラスト／しーた

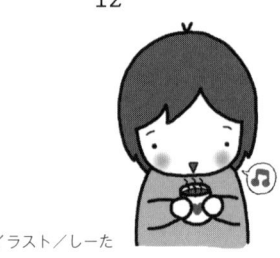

2章 診断されて変わったこと

3章 理解されるって難しい？

4章　子ども時代の凸凹成育

5章 社会適応するために

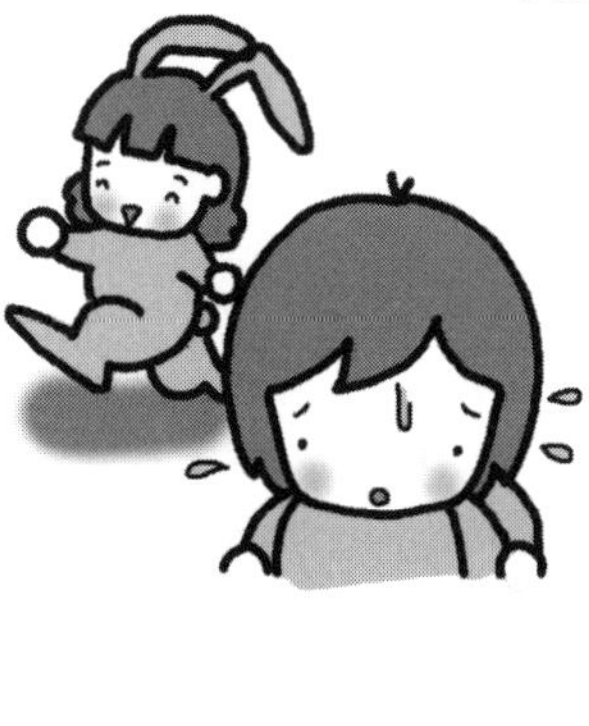

はじめに

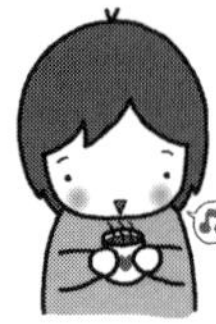

私(女性です)は、30代後半になってアスペルガー症候群と診断されました(詳しくは2章)。診断の後、数か月の間に、左記のようにいろいろな気持ちの変化がありました。これは、多くの大人の発達障害の診断を受けた方がたどる道のりです。中には、途中の暗闇の中で光を見失って、立ち往生している方もいるかもしれません。けれど、その闇を抜ければ、明るい未来があります。ぜひ、私がたどった道を参考にして、恐れず一歩一歩進んでください。

診断直後

一言で言うなら、「ほっ」としました。それまで、ずっと違和感や疎外感を感じて生きてきました。その理由が「やっとわかった!」という喜びがとても大きかったです。

1週間後

診断直後の興奮(?)から落ち着きを取り戻しました。持ち前の知識欲が目を覚まし、自閉症関連の本を買って読み始めました。「自分の特性を知って、今後の人生に役立てたい」と、主治医に頼んで、WAIS-Ⅲ[※1](ウェクスラー成人知能検査)の結果のコピーをいただきました。自分なりに結果を読んで、自分の苦手を補う方法を考えました。

3週間後

発達障害関連の本を読んだり、テレビの特集を見たりするうちに、自分の感覚と定型発達の人では、〝予想をはるかに超える〟ちがいがあることを知って、がくぜんとしました。さらに、世間一般の人が発達障害を理解することの困難さを感じ、将来への不安が膨らんでしまいました。これからの自分の人生が真っ暗闇に思えて大きく落ち込みました……。

1か月後

不安材料を溜め込んで落ち込んでばかりいても仕方がないので、心機一転を図ることにしました。いったん発達障害関連の情報から離れよう！　ということで、発達障害は脳の機能障害なので、「脳」に興味をもち、脳科学の本を読むことにしました。これが意外にハマって、気分転換になり、少し前向きな気持ちが芽生えてきました。

2か月後

思いつきで読んだ脳科学本がおもしろかったので、人工知能にも興味を広げました（なんでそっち？）。脳科学や人工知能の本を買いあさって読みまくりました。それと同時に発達障害の当事者の情報を中心に集めたり、掲示板に書き込んだりするようになりました。そうしている中で自分の考えが整理され、ある強い気持ちが芽生えました。

「当事者が読んで元気になれる情報を発信しよう！」

そう思い立って、ブログを始めることにしました。

特に、私自身が診断前に「知っていたらよかった」と思ったことがありました。それをまとめると、こんな感じです。

（1）診断を受けたい人へ

現在の医療事情では、発達障害の診断を受けるまでに時間がかかる。特に成人の発達障害を診断できる適切な医療機関を選ぶことが重要。しかし、成人の発達障害の診断には、まだ誤診が多いという現実がある。もし診断に疑問があれば、絶対にあきらめてはいけない。

（2）診断を受けるかどうか迷っている人へ

診断を受けた後、自分の世界観が良くも悪くも変わる。私はその覚悟なしに診断を受けたため、いろいろな面でショックが大きかった。

私が診断を受けたことによって、自分の気持ちや周りの世界がどのように変わったかを伝えることで、診断を受けることを迷っている人の判断材料にしてほしい。

（3）これから診断を受ける人、診断する医療関係者へ

WAIS－Ⅲの結果を、教科書的に判定すると、発達障害が見逃されることがある。私は、アスペルガー症候群の特徴とされる「言語性IQ＞動作性IQ」には当てはまらなかった。しかし、それぞれの下位項目に大きなIQの開きがあり、特に作動記憶[※2]が著しく低かった。そのために、実生活上で発達障害特有の困難（並行作業ができない、電話を取れない、ミスが多いなど）を抱えていた。特に、アスペルガー症候群の成人は、成育過程で努力によって、表面的には適応しているように見えることが多い。

その適応状態の維持のためには、（定型発達の人からは）想像を絶するような努力と精神の消耗を伴っている。うまく適応しているように見えれば見えるほど、ギリギリの精神状態で生活していることが多い。

こうした人こそ、専門的支援が必要であることに気付いてほしい。

こうしたことを踏まえて、医師や心理士は、〝教科書どおり〟の判断ではなく、「IQに著

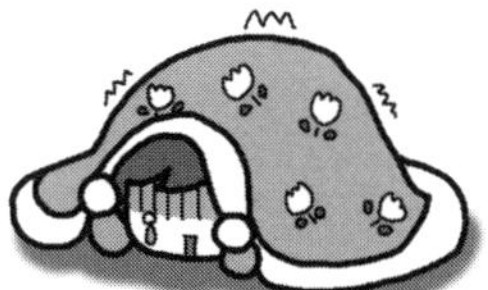

しく低い項目がある」＝「生活をする中でなんらかの困難なことがある」という、問題の根本に立ち戻って考え、診断をしてほしい。

また、私と似たパターンで見過ごされた当事者がいれば、気付いてほしい。

(4) 診断後に落ち込んでしまった人へ

診断を受けてしばらくすると、「発達障害の特性による失敗」に対して、過敏に反応するようになる。

「また失敗した。障害のせいだ。どうして、こんな風に生まれたのだろう」と必要以上に悲観的になる。これは、発達障害の完ぺき主義の強い「こだわり」が、「障害ゆえの失敗」に向いてしまった状態。この状態から抜け出すためには、「アスペルガー症候群ゆえの優れた能力」に気付く「きっかけ」が必要。そんなきっかけになる情報を発信したい。

(5) アスペルガー症候群の人を支援したい人へ

アスペルガー症候群をよく知りたいという人に、私の感じている世界を見てもらいたい。

こうした思いから、「私（発達障害の人）が感じている事実」をできるだけわかりやすく伝えるために、やさしい言葉で「自分の解説」を書き始めました。

すると、予想以上に多くの発達障害で悩む人が、私のブログを訪れました。驚きと同時に「自分のような人間でも人の役に立てるのだ」と感じることができました。これは、ブログを読んでいる一人ひとりが、「しーた」（私）に希望を与えてくれたということなのですね。「ブログを読む」という、一見、受動的な行為が、実は、人の役に立っているのです！

ああ、そうか、「人の役に立つ」って、実はとっても簡単にできることなんだ……今まで難しく考えすぎていたかも……。そんなことにも気付きました。

こうして始めた発達障害の情報発信が、ブログというネット世界を飛び出し、あらたに加筆・整理したのがこの本です。アスペルガー症候群の当事者や家族・支援者に、少しでも元気になれるような情報を発信したい。そんな私の想いが詰まっています。

エピソードとして挙げている発達障害の特性などは、あくまで私の場合です。人によって発達の偏りはちがっていますので、私のできないことをできる方もいるでしょう（逆も）。

また、読む方の立場によっては、不快に感じる内容があるかもしれません。それは、あくまでも私個人の意見であって、アスペルガー症候群の当事者を代表する意見ではありません。そのことだけは誤解しないでくださいね。

この本を通して、みなさんがアスペルガー症候群の人の感じている世界を一緒に感じ、そして、アスペルガー症候群の人が持つ「可能性」に気付いてほしい…そう願っています。

※1 16歳以上の成人用知能検査のことで、言語性検査（算数や単語など）、動作性検査（記号探しなど）がある。

※2 短期記憶の一種。例えば、計算のときに一時的に保持する数値など。

私と「あすぺさん」

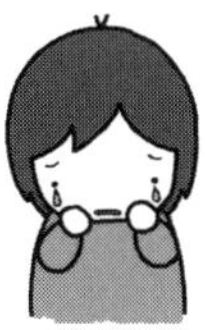

私の仕事は**システムエンジニア**です。

この仕事は、プログラムだけでなく顧客対応も重要です。仕様の打ち合わせやシステムトラブルの復旧や修正対応、使い方の説明や講習といった対人スキルが意外に大切なのです。

対人コミュニケーションが苦手とされるアスペルガー症候群ですが、自分の特性に適した工夫を重ねる（努力する）ことで、スキルを磨くことができる、と私は考えています。

ところで、この本の私が描いた漫画の中に、**「あすぺさん」**というシステムエンジニアの主人公が登場します。彼女は私であり、読者の誰かかもしれません。

私が、４コマ漫画を描こうと決めたとき、アスペルガー症候群である主人公の名前をどうしようか考えました。現在の社会では「アスペ」と略された言葉は、残念ながら、よい意味で使われることはほとんどないようです。「空気の読めないヤツ」といった差別的な意味合いを込めて呼ぶ…なんて使われ方をすることがあります。

そこで、ふと思いました。もしも、アスペルガー症候群の人を意味する新たな呼び名ができたとしても、心無い人は、隠語として「アスペ」という言葉を使うかもしれない。つまり、「アスペ」という言葉そのものの意味を変えなければ、差別用語として残る……。

「アスペ」という言葉が持つ悪いイメージを払拭することはできないだろうか…「少し変わった人だけど、才能を秘めた人」というイメージで使われるようになってくれたら…そう、思いました。

だから、あえて、「あすぺさん」と名付けました。ひらがなにしたのは、まんまるでほのぼのした感じを出したかったから。「さん」をつけたのは、アスペルガー症候群を持つ人、一人ひとりが“人”として尊重されてほしい…そんな思いが込められています。

つまり、「あすぺさん」は「アスペ」に対する差別的イメージを払拭して新たな肯定的なイメージを作りたいという、私の社会へのチャレンジの象徴なのです。みなさんが、「アスペルガー症候群」や「アスペ」に対するイメージを変えてくれたらいいな…そう願っています。

アスペルガー症候群とは
発達障害の一つです

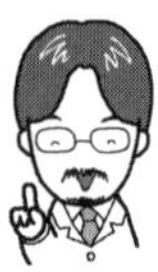

北海道大学大学院教育学研究院教授　**田中康雄**

アスペルガー症候群とは、自閉症の仲間（自閉症スペクトラム※）で発達障害の一つです。発達障害というと、知能や言葉のやりとりや身の回りの自立に遅れがある場合を想像しがちですが、運動面の遅れがあったり、人間関係を上手に築くことや集団のルールに従うといった社会における対人関係面につまづきがある場合もあります。

人への関心が乏しいように見えて、他人との関わりが苦手で、言葉のやりとりがうまくいかない。それでいて、道順をよく記憶してその道を歩くことにとてもこだわったり、物を１列に並べたりといった特性のある子どもたちが、1943年アメリカの児童精神科医レオ・カナーによって報告され、自閉症と名付けられました。翌年、オーストリアの小児科医ハンス・アスペルガーは、これらの特性にかなりの部分が重なりながらも、記憶や計算などに優れ、言葉の豊富な子どもたちを報告しました。これが後に「アスペルガー症候群」と呼ばれることになりました。しーたさんも、その一人です。

アスペルガー症候群のある人は、実際に人とのやりとりや言動に特徴がありますが、おしゃべり（雰囲気には合っていなかったり、一方的になりがち）であったり、一見物怖じしないように見えるため、「ちょっと変わった子」とか、「個性の強い子」と誤解されていることが少なくありません。

学校などの集団生活では仲間に溶け込めず、不適応を起こしたりいじめにあうこともあります。また、知的能力は高いけれども学業成績が悪く、相手の気持ちに添った対応が苦手なため、周囲と衝突してしまうこともあります。さらに、子ども時代はなんとか目立たずに生活しながら、成長するに従い、特に会社などに勤めるようになってから生きづらさが目立ってくる方もいます。

本書では、当事者の目線で「アスペルガー症候群のある人」の生活ぶりが語られています。しーたさんは『アスペルガー症候群の当事者を代表する意見ではありません』と書いていますが、本書が「生きにくさを実感しているすべての方」の生活を見直す、よいチャンスになればよいなと思っています。

※　医学的には、アスペルガー症候群と自閉症は、広汎性発達障害という診断概念に分類されていますが、知的な遅れのない自閉症（高機能自閉症）とアスペルガー症候群を厳密に区別せず、自閉症スペクトラムと総称することもあります。

1章 苦手なことには理由《わけ》がある

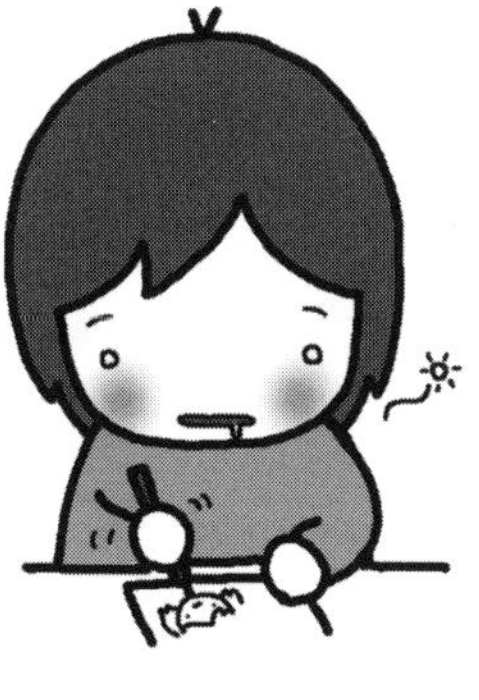

左右の差が大きい

～最初は右足から～

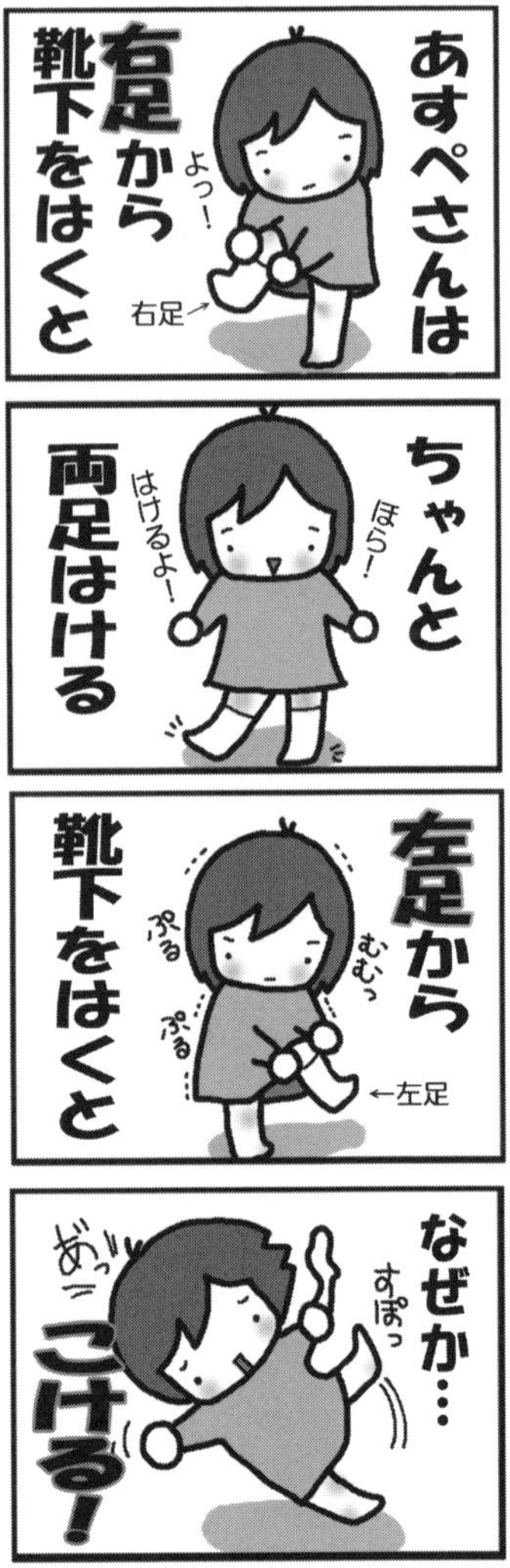
あすぺさんは
右足から
靴下をはくと
よっ！
右足→
ちゃんと
両足はける
ほら！
はけるよ！
左足から
靴下をはくと
むむっ
ぷる
ぷる
←左足
なぜか…
こける！
すぽっ
あっ

私は、なぜか左右の動作の差が異常に大きいのです。

昔、バスケットボール部に所属していましたが、ドリブルは右手でしかできませんでした。左手で練習しましたが、ありえないぐらいできませんでした……。武道をしていたときも、右からなら技をかけられるけれど、左からは全くかけられない。

誰でも利き腕、利き足というのがあるので、多少の差はあるものです。

がっ！　私の場合は、あまりにも極端なのです。

自転車に乗るのも、自転車の左側から（つまり、自分の右側に自転車がある状態）でしか乗れません。反対側から乗ることは、絶対にできません！

乗るどころか、自転車を押すことすらできないのです。自転車の右側から押そうとすると、必ずバランスが取れなくて、自転車のほうへ倒れる形でこけてしまいます。

そして、もっとささいなことでは、漫画のように、靴下は右足からはき始めないと、スムーズに両足をはくことができません。どうも、右足からはき始めて、左足ではき終わるまでが、「一連の動作」として体に記憶されているようなのです。

ですから、左足からはき始めるというのは、私にとっては、「作業を中途半端なところから始める」という感覚なのです。例えて言うならば、「助走なしで跳び箱を跳ぶ」みたいな感じでしょうか。

つまり、右足の靴下をはいた勢いで左をはいている…ということのようです。ですから、左足から靴下をはくのは、ものすごく違和感があります。

違和感だけではなく、体のバランスの取り方も、「右足をはき終えて、右足を床に置いて、左足を上げる……」という一連の動作でバランスを取るようにしか体が動かないので、左足から始めると、体のバランスの取り方がわからなくて、ヨロヨロ～フラフラ～として、途中でこけそうになります。

もちろん、靴をはくのも右足からです。歩き始めるのも、特別な理由がなければ右足から。階段を降り始めるのは、絶対に右足からです！　右足からでなければ、こけそうになります。

ちなみに、靴や靴下は座ってはけば、左足からでもはけます。しかし、座っているのでこけない…というだけで、気分的には気持ち悪いのです。

おそらく、何ごとも「一連の動き」「一連の作業」というくくりで覚えているのではないか……そんな気がします。

だからなのか、私は、本来一連の作業のものを、初心者向けに分解して、1、2、3…なんて教えられると、うまくできないことが多々あります。特に、体の動作が関連することでは、連続した流れで教えてもらうほうが、分解されるよりもつかみやすいのです。

昔、武道をやっていたころ、初心者にはやたらに動作を分解して教えてくれました。しかし、それでは全体像が見えないので、ものすごくぎこちなくて、うまくできませんでした。

ある日、先輩が流れるように動いているのを見て、突然、私の中で何かが変わりました。1、2、3なんて区切らずに、「はぁぁぁぁぁ～」と一息で、技の最後までの動きの流れをまねると…あっさりとできました。それ以降、ものすごい勢いで技が上達しました。

さまざまな場面で、アスペルガー症候群の人は、**連続した一連の動作として身に付けていることがある**のだと思います。

とかく、物ごとを分割して覚えさせる方法をとりがちですが、その方法が誰にでもよいとは限らないのです（もちろん、分解して覚えるほうがうまくいくものもあります）。場合によっては、一連の動作として覚えるほうがよいこともあるかもしれません。

今、うまくできないことも、こういう視点から見直してみると、解決方法が見つかるかもしれませんね。

集中しているときは呼ばないでっ！

～一言が消去スイッチ～

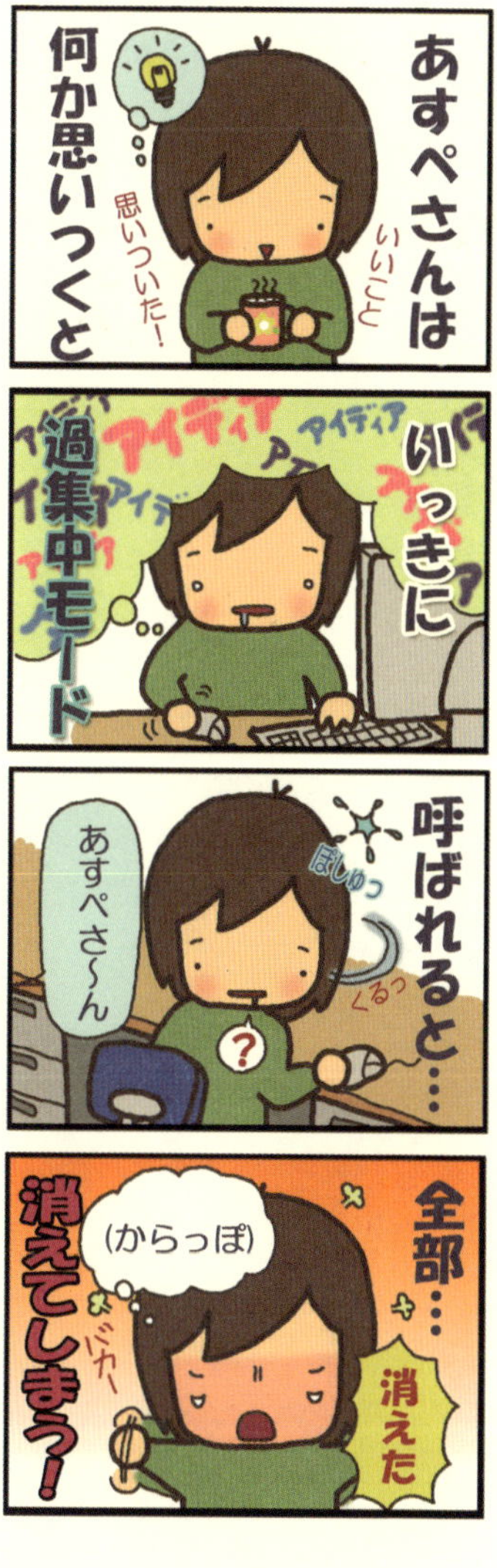
あすぺさんは
何か思いつくと
いいこと
思いついた！
いっきに
過集中モード
アイディア
アイディア
アイディア
呼ばれると…
ぼしゅっ
くるっ
あすぺさ～ん
?
全部…
消えてしまう！
消えた
(からっぽ)
バカー

私は、何かを思いつくと、すぐに、何かに書き留めないと忘れてしまいます。どんなにすばらしいアイディアでも、「あとで…」なんて思ったら、二度と思い出せなくなります。

そのため、

・思いついたそのときに、何かに書き留める。

・書き留めるものがなければ、ずーっとそのアイディアを反芻《すう》するか、さらにアイディアを煮つめていくなどして、考えを保持する（最終的には、何かに書き留める）。

ということをします。

いったん、書き始めると、頭の中からアイディアの詳細が自然にあふれ出てくるので、とにかく、紙やパソコンにアイディアを記録していきます。特に、私はシステムエンジニアなので、コンピュータのプログラムを書くことがよくあります。そのときは、ソースコードが勝手に頭の中からあふれ出てくるのをパソコンに入力するのですが、場合によっては、あふれ出てくるスピードのほうが速すぎて、入力が追いつかなくなることもあります。
こうして、紙やパソコンに記録してしまうと、その内容は、頭の中にはほとんど残らず、すっかり忘れてしまいます。
そのため、会社の同僚との間では、こんな会話が日常茶飯事です。
同僚「しーたさん、あのプログラムうまく動いてますね。どんな処理を書いたんですか？」
私「…（ん～）…覚えてへん」
同僚「えっ！　昨日書いたのに忘れたんですか!?」
私「書いたら、ぜんぶ、忘れるも～ん」
同僚「なんで!?」
私「みんなは、覚えてるの!?」
同僚「昨日のぐらいは大体覚えてますよー！」
私は、書いた端から忘れていきます。いちいち覚えていたら、脳ミソがいくつあっても足りません。
私は、知能検査で作動記憶が貧弱だと出ました。通常の記憶というのは、作動記憶、短期記憶→長期記憶という過程を経るわけですが、私の場合、最初の作動記憶に格納しないので、短期記憶にもなりえないのだと思います。つまり、思いついたアイディアを作動記憶にため

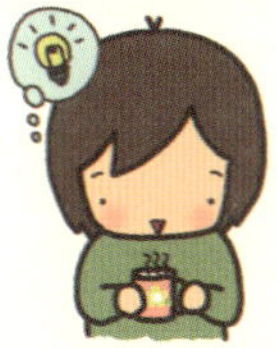

ないで、ダイレクトに書き出しているのではないかと思います。

さて、思いついたアイディアをすべて記録できた場合は、「めでたしめでたし」で済むのですが、途中で呼ばれたり、なんらかの中断が入った場合、どうなるかというと……。

頭の中から、ぜーんぶ消えてしまいます。

今まであふれ出てきていたアイディアが、一瞬にして消えてしまうのです。しかも、再び思い出せないのです。

「続きから考えればいいじゃないか」と思われるかもしれませんが、呼ばれる前の状態を覚えていないので、作業の最初から、もう一度、書き出したメモを見て記憶をたどっていかなくてはなりません。かなり、時間がかかります。

しかも、そうやっても、アイディアの続きが出てこないことも多々あります。そう、1回限りなんです。「1回中断すると、二度と出てこないかもしれない」という気持ちが常にあり、中断されることがとても怖いのです……。

それがわかっているから中断したくないのに、ムリに（しかも、つまらない用事で）中断させられると、とても怒りを感じてしまいます。

けれど、この感覚は他の人にはわからないのですね。

「ちょっと、中断して、すぐに戻ればいいじゃない」…それじゃ、ダメなんです……。わかってください……。

「お願い！　私が集中しているときは止めないでっ!!」これが、私の切なる願いです。

世の中はまぶしいっ！

〜細目の理由〜

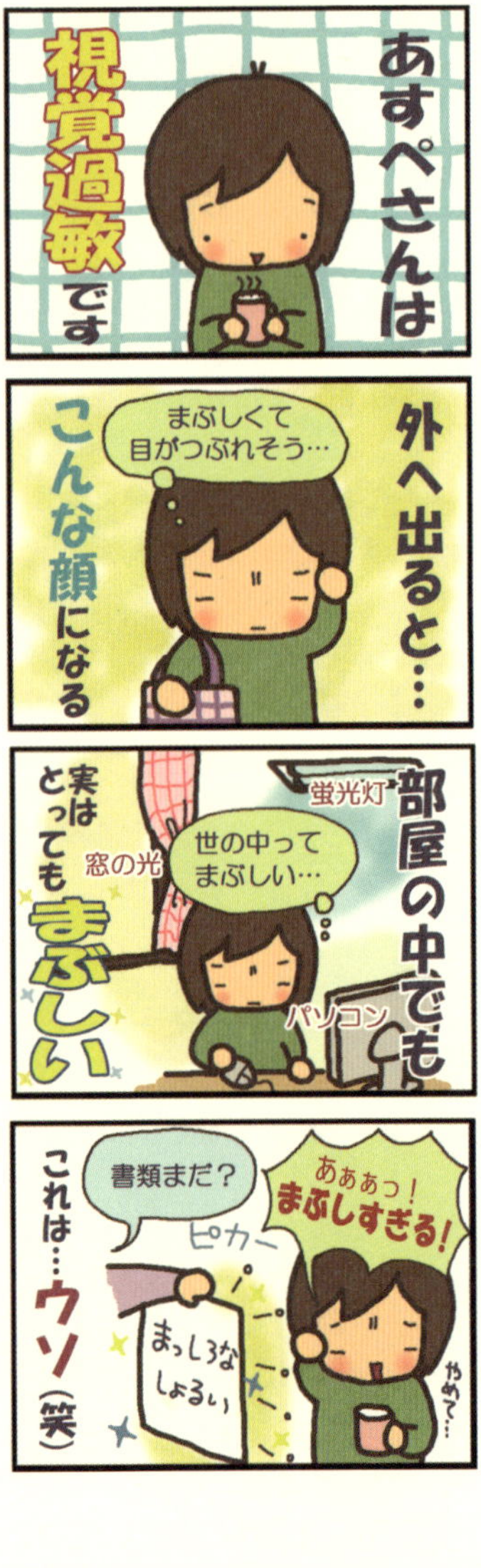
あすぺさんは
視覚過敏
です
外へ出ると…
まぶしくて目がつぶれそう…
こんな顔になる
部屋の中でも
蛍光灯
世の中ってまぶしい…
窓の光
パソコン
実はとってもまぶしい
あぁあっ！まぶしすぎる！
書類まだ？
ピカー
まっしろなしょるい
やめて…
これは…ウソ（笑）

私には、「視覚過敏」があります。

といっても、気が付いたのはアスペルガー症候群の診断を受けてからです。それまでは、これが普通なのだと思っていました。

ただ、「あれ？」と思ったことはありました。夏のある日、友だちと道を歩いていて、あまりにまぶしくて、目がつぶれそうでした。

私「まぶしくて目ぇ開けてられへんなぁ！」

友だち「え？　そう？　多少はまぶしいかもしれんけど、目は開けてられるで。大げさやな」

そんなもんかなーと、大して気にもとめなかったのですが、これが視覚過敏だったとは！

言われてみれば、赤ちゃんのころからやたらと眉間にシワを寄せて目を細めている写真がいっぱいありました。中学生ぐらいまでの写真は、ほとんど目が〝線〟でした。

でも、ある漫画で、「写真を撮られるときに〝びっくり目〟をするとかわいい」というのを読んでから、目を見開くクセをつけました。それ以降の写真は目がぱっちりです（笑）。

とはいえ、きっと普段は、眉間にシワを寄せていることが多いのだと思います。

IT業界に入ってすぐ、白の背景に黒文字で入力というのが、つらくて仕方がなかったので、設定変更のできるソフトは、すべて、背景を濃紺＆文字を白に変更しました。メールソフトも、テキストエディタも、プログラミングのソフトも、ぜーんぶ背景は濃紺です。まぶしくて目が疲れるんですもんっ！　さらに、ディスプレイも、限りなく暗く、コントラストも下げて使っています。


視覚過敏の一方で、子どものころから色の識別の能力は非常に優れていました。芸術関係の仕事をする母でさえ識別できないほどの色のちがいを見分けられた、という経験があります。おそらく、かなり光を敏感に感じ取ることができるので、色（光）の識別もより敏感に感じ取ることができるのだと思います。つまり、「感覚過敏」と「才能」は同じ延長線上にあるということなのですね。

その後、サングラスをかけてみました。とてもラクなのですが、レンズの色が実際の色に被るため、色がはっきり識別できなくてイライラするので、結局、あまり使っていません。

そうなんです。**私は、色にものすごくこだわるんです。**

照明の暗い店や、白熱電球などでオレンジがかって見える店では、絶対に服やカバンなどを買うことができないのです。なぜなら…「色を正しく判断できない」ことにものすごくストレスを感じるのです。ですから、お店で服を選ぶときも、「色がわからないから、蛍光灯の下で見せて」と頼むことがよくあります。

他の人にとっては、よく似た色（同じ色）であっても、私にとっては、大きなちがいに見えるのです。「これ、微妙に色がちがうなー。こっちのほうがいいなー。でも、形はこっちがいいなー」と言うと、店員さんが「?」（同じ色やん！って表情）となることがあります。

大学生のころ、私はカーキ色の半ズボンを2枚合宿へ持っていって、交互に履いていました。カーキ色といっても、私は明らかにちがう色だと思っていたのです。一つは、かなり茶色に近いカーキ色、もう一つは、まさにカーキ色ど真ん中の色。

しかし、周りは、「しーたさん、毎日、同じズボン履いてる」と思っていたのです！　おしゃれのつもりだったのに、ただの不潔な人だと思われていたんですっ！

それ以来、連続して同系統の色を着ないようにしています。

そのころからです。自分が感じたとおりに、色について表現することをやめました。「この二つ色がちがうなー」と思っても、それを口に出す前に、「おそらく、この程度のちがいだったら、他の人は〝同じ色〟って言うんだろうなぁ」と考えて、「そんなん、おんなじ色やーん（笑）」と言うようになりました。いつも、「ほんまは、ちがう色やねんけどなぁ…」と、心の中ではつぶやきながら、口先だけで「同じ色」と言っているのです。

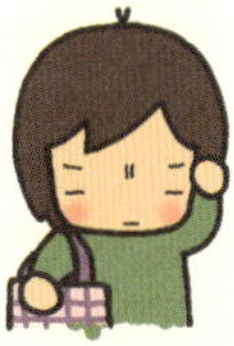

おそらく、芸術関係の仕事をしていたら、これは才能として認められて、うらやましがられることなのでしょうね。

実際、私の母は、子どもの私が微妙な色のちがいを識別できたときに、こう言いました。

「私はね、どんなにがんばってもこの色のちがいがわからへんのよ……。同じ色にしか見えへん。でも、あんたのお父ちゃんは、このちがいがわかるって言うんよ。そっか、あんたにもわかるんやなぁ……」（私の両親は芸術関係の職業です）。

このときに、これが自分にある才能なんだと自覚できました。ですから、今でも、その感覚を殺すことなく、「ちがうねんけどなー」と心の中で叫び続けられるのだと思うのです。

そうでなければ、自分が感じていることが〝まちがい〟だと思って、自分の感覚を押し殺していたかもしれません。

そう考えると、他にも、生かせば才能となる過敏さを〝まちがい〟だと思って、無意識に自分の感性を殺してしまっていることがあるかもしれない…そう思うのです。

感覚過敏は、生かせば「才能」となりうるのです。

聴覚過敏なら音楽家・調律師・楽器の製作、嗅覚過敏なら香料の研究や脱臭剤の研究、味覚過敏なら調理師・食品開発、触覚過敏なら衣料品の研究開発や服飾関係……。考えればもっと可能性が出てくるでしょう。

みなさんの感覚過敏を否定せずに、〝生かせる〟方法を探してみてはいかがでしょうか。

左右が身に付かない

〜右？　左？〜

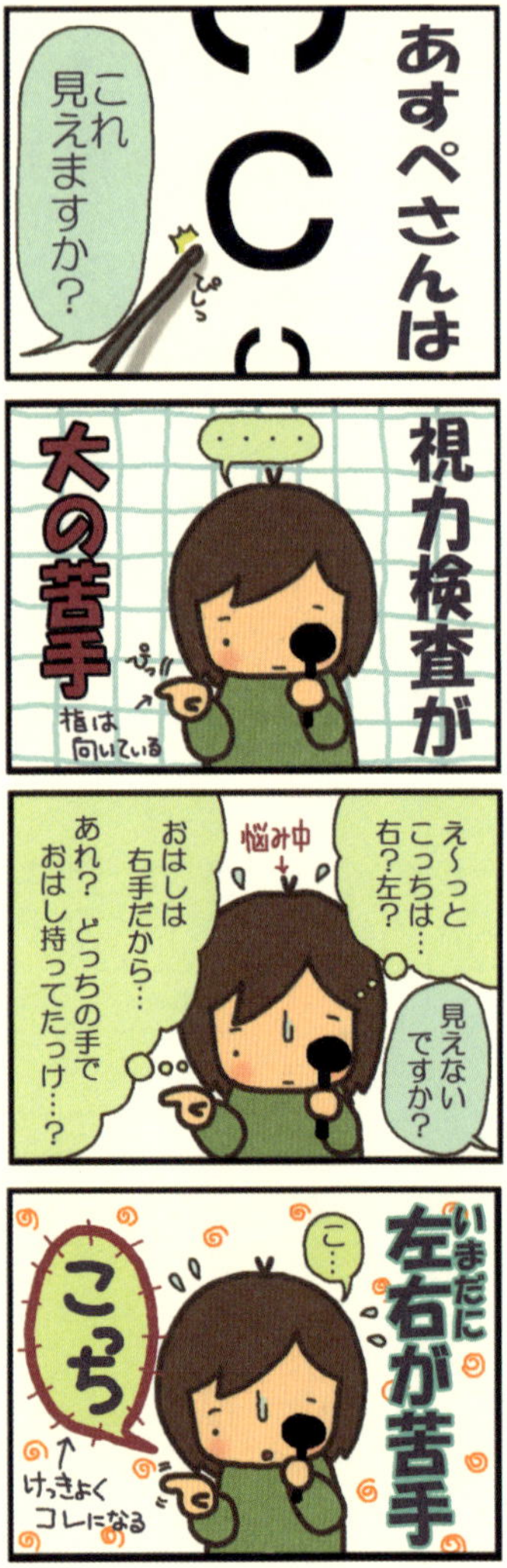

あすぺさんは
これ見えますか？
ぴっ
視力検査が
大の苦手
・・・・
ぴっ
指は向いている
え〜っと こっちは… 右？左？
悩み中
おはしは右手だから…
あれ？ どっちの手でおはし持ってたっけ…？
見えないですか？
いまだに左右が苦手
こ…
こっち
けっきょくコレになる

私は、いまだに、方向を示す「右」と「左」がとっさに出てきません。

自分が説明するときも、「こっちは…〝左〟だっけ」と考えてからでないと左右を言えません。人から「右側に…」と言われると、「えーっと、右は…」と考えないとわかりません。

だから、左右が命（?）の視力検査で問われると、一つひとつ「こっちは、右？　左？」と考えるので、めちゃくちゃ回答が遅くなります。子どものころは、指で示せばよかったのですが、大人になってからは、毎回、焦りながらやっています。

小学校で、初めて右と左を習ったとき、先生が黒板の右端に「みぎ」、左端に「ひだり」と書いて教えてくれました。その後、中学生ぐらいまで、左右を言うときにはこの黒板の風景を思い出して考えていました。

そのうち、思い浮かべるのがめんどうで、「おはしを持つほうの手＝右手」で覚えようとしたのですが、焦ると「どっちの手でおはし持ってたっけ？」と、おはしを持っている自分の姿を思い出そうと考え込んでしまうので、結局、あまり効果がありませんでした。

そこで、なぜ左右が覚えられないのか、考えてみました。

基本的に私は、黒板の風景のように、何かをもとにして導き出せるものを覚えるのが苦手です。おそらく、心の奥に「導き出せるものをいちいち覚えるのは、脳の記憶領域の無駄遣いだ」という気持ちがあるような気がします。左右であれば、黒板の風景を思い出すか、おはしを持つ手を想像すればわかります。普通は子どものころに記憶してしまうのでしょうね。

しかし、なぜか、私は記憶しようと思えないのです。なぜ、そんなにまでして、記憶を嫌がり、考えることを選ぶのか……おそらく次のような理由があると思います。

（1）脳の記憶領域を節約したい

私は、画像で物事を考えます。記憶の大半も画像に頼っていて、ピンボケのような画像で覚えています。つまり、画像を記憶するのは、言葉より多くの情報を記憶することになるので、「できるだけ脳の記憶領域を節約したい！」という、〝生理的〟欲求かもしれません。

（2）覚える努力より、毎回考えるほうがラク

アスペルガー症候群の特性なのか、私は「モノを考えるのが好き」です。〝毎回考える〟ということが、障害のない人が感じるほど苦痛ではないのだと思います。だから、覚えたほうが早いものでも、頭が拒否してしまうのでしょうね。やっぱり、「考える」って楽しいもん！

耳から聞いた情報を保持できない

〜あれ？　会社名は？〜

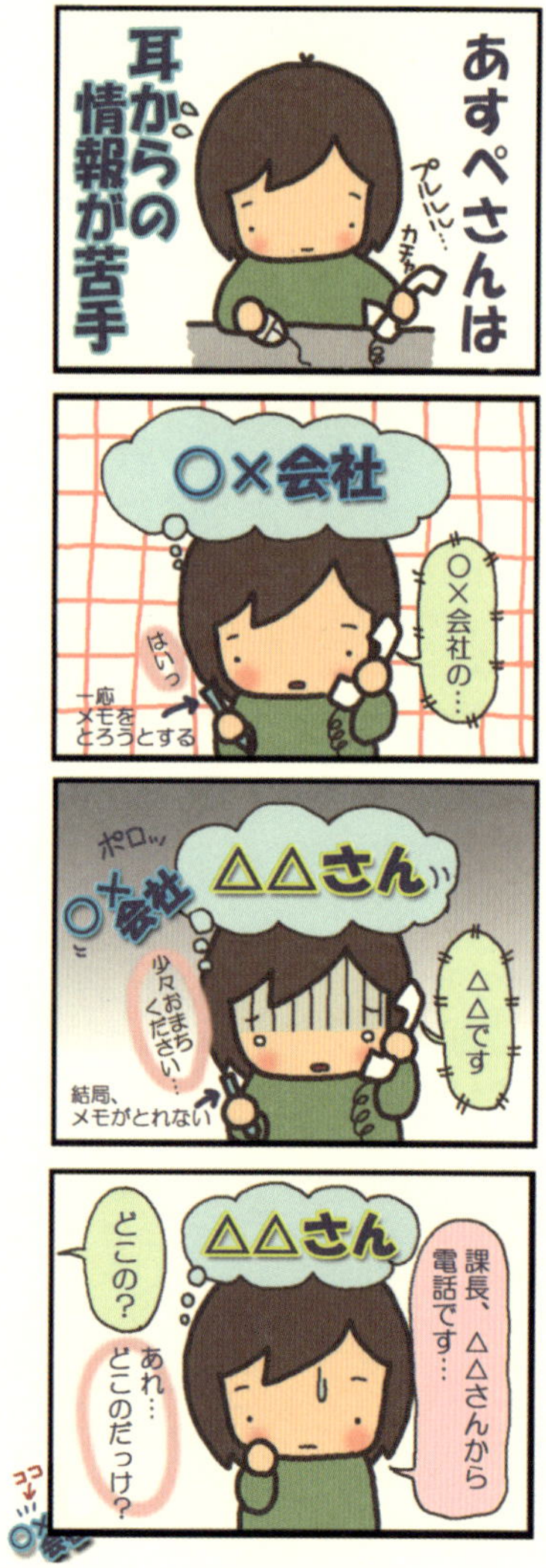
あすぺさんは
耳からの情報が苦手
プルルル…
カチャ
○×会社
○×会社の…
はいっ
一応メモをとろうとする
ポロッ
○×会社
△△さん
△△です
少々おまちくださぃ…
結局、メモがとれない
△△さん
課長、△△さんから電話です…
どこの？
あれ…どこのだっけ？
ココ
○×会社

私は、「耳から聞いた情報を保持する」ことが極端に苦手です。

特に困るのは、この漫画のように、仕事で電話を取ったときです。知らない会社名と名前を名のられると、会社名がまず頭に入ります。そして、名前を聞いたとたんに、先に聞いた会社名が消えてしまいます。結果として、かけてきた人の名前しか頭の中に残っていません。しかも、聞いたことをメモしようとするのですが、アスペルガー症候群の特性のためか、〝並行作業ができない〟ので、〝聞きながらメモをとる〟こともできません。

こうして、軽いパニックに陥った状態で、相手がひととおり話を終えます。すると、パニックの状態の私は、焦りのあまり、「少々お待ちください」と言って、電話を取り次ごうとしてしまうのです。本来ならば、記憶できなかった部分について、聞き直さなければならないのですが、パニックのために言葉が出てきません。そして、不完全な情報のまま、電話を取り次いでしまうのです。

耳から入る情報を処理することが苦手というのは、他にもトラブルを引き起こします。とにかく、聞きまちがえ、聞き逃しが多いのです。

例えば、初めて聞く会社名や名前を正しく聞き取ることができず、全然ちがう名前に聞きまちがえてしまうことが頻繁にあります。ですから、私にとって、電話の取り次ぎほど怖いものはありませんでした。

しかし、あらかじめかかってくる相手が制限されている場合は、特に問題なく対応できるのです。

例えば、顧客先でのコンピュータのプログラム作業の場合は、ほぼまちがいなく、電話は内線ですから、常駐先のお客様です。つまり、内容も「トラブルの連絡」や「打ち合わせのための担当者への連絡」など、かなり限定されています。

こういう場合は、すでに知っている情報ばかり。つまり、長期記憶にすでに情報があり、一時記憶を使うことなく、聞きまちがえることもほとんどないので、きちんと対応できるのです。しかも、パニックになっていないので、聞き漏らしたことは、聞き返してメモをとる余裕もできます。つまり、普通に電話対応ができるのです。

けれど、「会社名」「名前」の情報が大事なのは、ほとんどかかってこないような相手からの取り次ぎのほうですよね。それがわかっているだけに、私は、会社の事務所で外線の電話に出ることに〝恐怖〟を感じて、異常に緊張をするようになってしまいました。

さて、こうした事情を知らない第三者から見ると、こんな私はどのように見えるでしょうか。おそらく、顧客先での落ち着いた電話対応を見て、「電話対応がきちんとできる」と判断されるのですね。

ですが、会社の事務所で電話を取ると満足に取り次げないので、「やる気がない。手を抜いている」と思われてしまうのです。けれども、最初に説明したような理由を知っていれば、場所によって対応ができたりできなかったりすることを納得してもらえると思うのです（もちろん、許してもらえるわけではありませんが）。

さらに悪いことに、上司が見るのは、自分の会社にいる姿だけです。客先での対応の姿を伝えてくれる人がいるわけがありません。つまり、上司にとっては「電話対応も満足にできないやつ」ということになります。

また、会社の事務所では電話に進んで出るけれど、客先では電話に極力出ない、という同僚が多いのです。そうしたこともあって、客先では私が電話に出ることが多くなります。

とても損な役回りです。「要領が悪い」と言われるかもしれませんが、私にはこういう要領のよいことは能力的にできませんし、したいとも思いません。できることなら、私は会社の電話もきちんと対応したいのです。それは、「お客様を大切にしたい」と思うからです。

けれど、会社の事務所では、どんなにがんばっても、それができないのです。それでも、

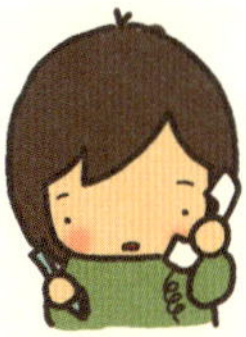

パニックを起こさないように、「だいじょうぶ、だいじょうぶ」と自分に言い聞かせて気持ちを抑え、メモをとったり聞き返したり、少しずつできるようになりました。

けれど、それをしようと思うと、常に「いつ電話がかかってくるか」という気持ちでスタンバイしていなければならないのです。そのために、本来の仕事に集中することができなくなってしまいました。こんなささいなことでさえ、私にとっては大きな悩みであり、精神を消耗する原因の一つになるのです。

アスペルガー症候群の診断を受ける前は、「なぜ自分はこんな簡単なことができないのか」ととても悩みました。人に相談をしても、「だれでも、そんなことぐらいあるよ。ちゃんと、聞き返せばいいだけじゃないか（それをしないあなたが悪い）」と言われ、「自分が悪いのだ」と自らを責めました。

この他にも、他の人にとっては、〝ほんのささいなこと〟が、私にとっては、〝大きな悩みや苦痛〟となることがありました。

そんな状態の私に、定型発達の人でも耐え難く、壊れてしまうようなストレスが降りかかりました。そうして、私は仕事を続けられないほどに壊れてしまいました。

しかし、こうしたことを訴えても、「私たちだって、できないことはたくさんある」と言われてしまうのです。けれど、私たち発達障害を持つ人は、

「定型発達の人ができないこと」＋「発達障害によってできないこと」

なのです。他の人よりも、できないことが**上乗せされている**のです。定型発達の人が、でき

て当たり前で、意識すらしないようなことを、発達障害の人は努力や工夫を凝らして、やっとできるようになるのです。

どういうことなのか、想像ができないかもしれません。けれど、

・他の人以上にできないことが多い。
・できるようになるまで時間がかかる場合がある。
・他の人と同じ方法ではできない場合がある。ただし、違う方法なら目的を達成することができる場合がある。

ということを、みなさんに知っていただきたいと思います。

鋭いのか鈍いのか

—田中康雄の一言—

しーたさんが書いているように、アスペルガー症候群と診断される方には、独特の五感のはたらきや身体感覚を認めることがあります。一度見たものを細かく覚えていたり、絶対味覚とか絶対音感とでも呼べそうなほどの味や音への過敏さがあるかと思うと、どこを見ていたのか、何を聞いていたのかとあきれるほどのうっかりも認められます。また、作業能力においても、同時に二つ以上のことができないかと思うと、一点集中の鋭さと根気の強さには、舌を巻くといったこともあります。

お一人ずつお願いします！

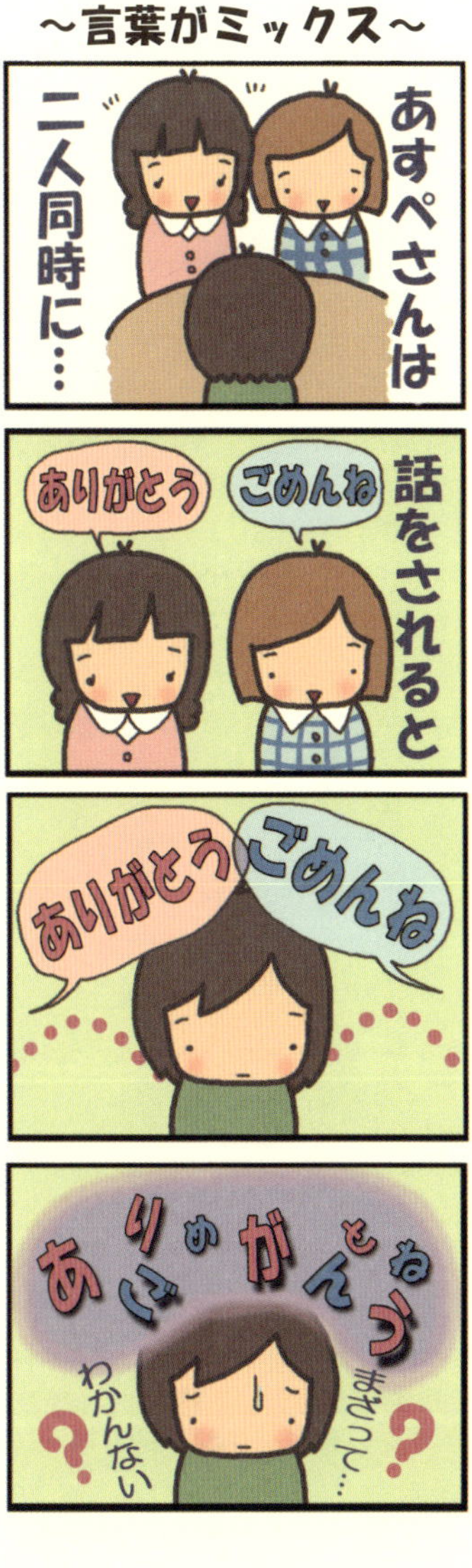
～言葉がミックス～
あすぺさんは
二人同時に…
話をされると
ありがとう
ごめんね
ありがとう
ごめんね
ありごめがんとねう
まざって…
わかんない

私は複数のことを同時にできません。ですから、会話も複数の人から同時に話されると、混ざってしまって、聞き分けることができません。

一般的にも、相手が盛り上がって同時に声高に話されると聞き分けにくくなるでしょう。けれども、私は、普通なら特に問題なく聞き分けられる程度の会話の重なり具合でさえも、混ざってしまって、聞き分けることができないのです。

漫画は少し極端な表現ですが、二人が同時に話をすると、二人の言葉が交じり合って、なんだかわけがわからなくなるのです。両方の話を聞かなければならない場合は、もちろんダメなのですが、それよりももっと簡単な場面でも、聞き分けができないことがあります。

例えば、喫茶店で一人の友だちと話をしていて、店内のラジオでＤＪがしゃべっている場合です。私は友だちの声を聞いている間は、ラジオのＤＪが何を言っているのか全くわかりません。場合によっては、ラジオの音が全く聞こえていないことさえあります。

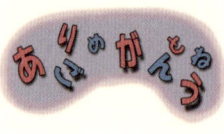

逆に、ラジオのＤＪの言葉を聞いたときには、その間に友だちが話した言葉は、全く聞こえていません。どんなにがんばっても、どちらか一つしか聞くことができないのです。

一方で、友だちは、私との会話の最中に、突然、「あはは、今の聞いた？　笑うわ〜」と、私の話の内容も把握した上で、ＤＪの内容も聞いている…ということがあります。

一度、友だちに尋ねました。「なんで、両方の声が聞けるん？　すごいなぁ」。もちろん、友だちはものすごく変な顔をしました。

そのころ、私は発達障害の診断を受ける前だったので、他の人は、この程度を同時に聞くことなら当たり前にできるとは、知らなかったのです。だから、私はその友だちが「すごい能力を持っているのだ」と思ったのです。だって、「聖徳太子は十人もの話を聞き分けてすごい」って言うぐらいですから、ふつうの人も聞き分けるのは難しいのだと思っていました。

これは、十人という〝多人数〟を聞き分けたのがスゴイのであって、他の人は、二人ぐらいから同時に話をされても、なんとかなるんですね。私は、てっきり、他の人も二人同時に話をされると、聞き分けるのが難しいのだと思っていました……。

発達障害の診断を受けて、自閉症の情報を集めるうちに、**「他の人は、ある程度までなら、複数の人の話を聞き分けることができる」ということを知りました。**

ええ〜っ！　ものすごい驚きでした。

アスペルガー症候群の人の脳は、完全なシングルタスクなんですね。「二つのことを同時に処理するってどんな感じなんだろう?」って、今も不思議に思っています。

ほんとに、会話しているときは、「お一人ずつお願いします!」って、言いたくなります（というか、言ってます）。

―田中康雄の一言―

アンバランスなコンピュータ

昔のコンピュータは、ソフトを複数立ち上げることができず、まず立ち上がっている一つのソフトを終了してから別のソフトを立ち上げていました。今では複数のソフトが同時に立ち上がります。でもそのためには、コンピュータの処理速度やメモリがある程度保持されていないと、あまりの遅さに非常にイライラすることになります。古いコンピュータや、処理速度が遅くメモリも少ない現代のコンピュータも、もし話ができたら、「そんなに焦らないでください。どうか、まずこのソフトを終了してから別のソフトを立ち上げてください」と主張したかもしれません。

ハードディスクが小さい、あるいは読み込みにとても時間がかかるといったコンピュータも使い勝手がよくないかもしれません。しかし、必要最低限の情報整理や外付けのハードディスクを活用することで乗り切れますよね。きっと、アスペルガー症候群のある方も、一人で何でもやらないこと、上手に周囲に仕事を振り分けることができれば楽になるかもしれません。

画像中心の記憶と思考

〜ひつじは夏の海？〜

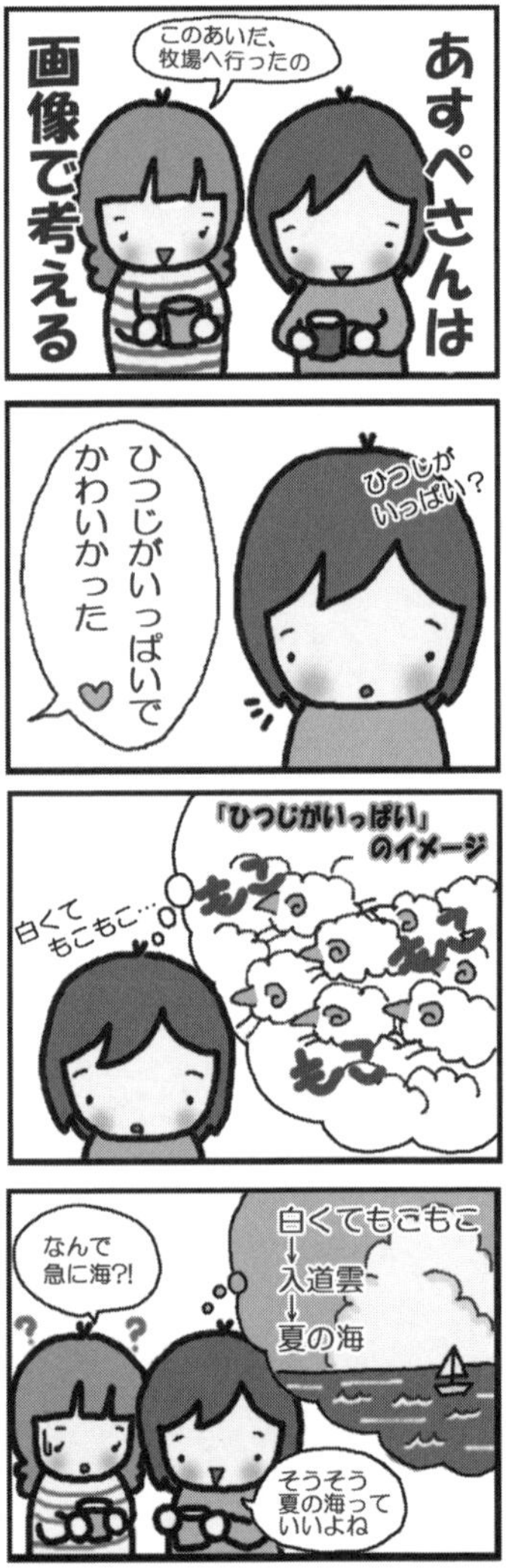
あすぺさんは画像で考える
このあいだ、牧場へ行ったの
ひつじがいっぱいでかわいかった
ひつじがいっぱい？
「ひつじがいっぱい」のイメージ
白くてもこもこ…
もこ
なんで急に海?!
白くてもこもこ
↓
入道雲
↓
夏の海
そうそう夏の海っていいよね

先に書いたように、私は頭の中の考えを出力するときには、作動記憶・短期記憶のいずれも通さずに、作業している感じがします（単に、そんな気がするだけで、医学的根拠はありませんのであしからず！）。そのために、頭の中から湧き出たプログラムをパソコンに書き出した後、ほとんど内容を覚えていないのだと思います。

では、記憶力すべてが乏しいのか、というとそうではありません。

例えば、不具合やメンテナンスなどで、他人が書いたプログラムを読むことがあります。このような場合には、一回、気合いを入れて読むと、全体の流れや詳細な処理まで、かなりの内容を覚えています。しばらくして、何かトラブルがあった場合には、そのプログラムを思い出して、「あー、たぶん、○○の辺りに△△な処理があったと思うから、その辺が怪しいなぁ。調べてみ～」と担当者に教えてあげると、たいていの場合当たっています。

つまり、長期記憶はかなりよいみたいなのです。

ただし、**私の記憶は、必ず画像が付いてきます。**そこが、普通の人の長期記憶と少しちがうところだと思います。

先ほどのトラブル時の例では、まず、直感的に問題を起こしていそうな周辺のプログラムの画像が思い浮かびます。そこから、そのプログラムの（ピンボケの）画像をたどりながら、「こんな処理があって、次がこんな処理で…」と詳細を思い出しているのです。

私は、長期記憶を呼び出すときには、必ず先に、それに関する画像が脳裏に浮かんで、それを頼りに内容の詳細を〝言葉〟で思い出すのです。完全な※カメラアイでもなく、完全な言語による思考でもない、〝ハイブリッド思考（!?）〟です。

おもしろい例として、英会話の授業があります。

ネイティブの先生に英会話を習い始めたときのこと。授業はすべて英語です。その授業風景を思い出すと、もちろん画像は、見たままの情景が思い浮かぶのですが、その映像の中でネイティブの先生は日本語吹き替えでしゃべっているのです！（声は先生の声なんだけど…）

おそらく、私は聞いたセリフそのものを記憶しているのではなく、聞いて自分が〝納得して解釈した内容〟を覚えているだけなのではないかと思います。そう考えると、つじつまの合うことが多いのです。

例えば、私は、自分が心から納得できないものは、何度繰り返しても、浅い記憶でしかなく、

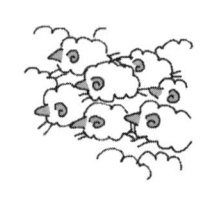

すぐに忘れてしまいます。意味のない手順などを覚えるのは、至難の業です。「この手順は、どうしてこの順番になっているのか」理由がわかると、初めて覚えることができるのです。

そして、納得、理解できると、その内容に応じた画像が頭の中でリンクされます。

思い出す場合も、「こういう理由だから、次はこれ」と考えながら、関連する画像と一緒に次の手順を思い出すのです。

つまり、私にとっては、「納得する・理解する＝関連する画像とリンクできる」ものであり、**「画像とリンクされたものやことがらは記憶できる」**ということなのです。

そして、「記憶を引き出す（思い出す）＝画像をイメージする」のであり、**「イメージした画像から、リンクされた言語的情報を引き出す」**という手順を踏むのです。

この「画像中心の記憶」の場合、

（1）一つの画像に複数の情報がリンクされている。

（2）リンクの強さによって思い出される情報の優先順位が決まる。

とすると、同じ言葉を聞いても、言語中心の記憶の人では考えられないような情報を、画像のリンクから引っ張り出すことがありえるのです。

これが、アスペルガー症候群特有の「発想の飛躍」の一因ではないかと思うのです。

言い換えると、画像中心の記憶は、言語中心の記憶よりも、張り巡らされるリンクが〝複雑で数が多い〟ということでもあります。ですから、「画像中心の記憶と連想（リンク）」を統合すれば、天才的発明や新たな分野の開拓に結びつけることができると思います。

そう、これが「画像中心の思考」です。

これに似たことを、テンプル・グランディンさんが著書『自閉症の才能開発』（学研）の中で「画像シンキング」として述べています。おそらく、多くの自閉症スペクトラム障害の人が同じ思考方法なのでしょうね。

ぜひ、「画像中心の思考」を生かして、新しいことにチャレンジしてください。

※カメラで写真を撮るように、見たものを瞬時に記憶する能力。ただし、程度には個人差がある。フォトグラフィックメモリとも言う。

—田中康雄の一言—

百聞は一見にしかず

昔から、人の話を何回も聞くより、直接見たほうが早いということは言われていました。言葉から何かを連想するときに、誤解が生まれやすいこともあります。画像で記憶し保管できるっていうのは、実はもっとも効率よく、まちがいのない対応かもしれません。そういえば、最新の情報整理のビジネス書でも、紙媒体をスキャンしてＰＤＦで保管することが効率よい整理整頓で、検索も早いと書いてありました。何事も長所を活用することでしょうか。ただし、この画像処理は、変化に弱いかもしれません。表情や服装といった一定でない情報は、貯め込んだ記憶情報に合致しないことがあり、同一人物の認識などに困ることがあるかもしれませんね。

ささいなことで大騒ぎするのはなぜ？

〜指を切っただけで〜

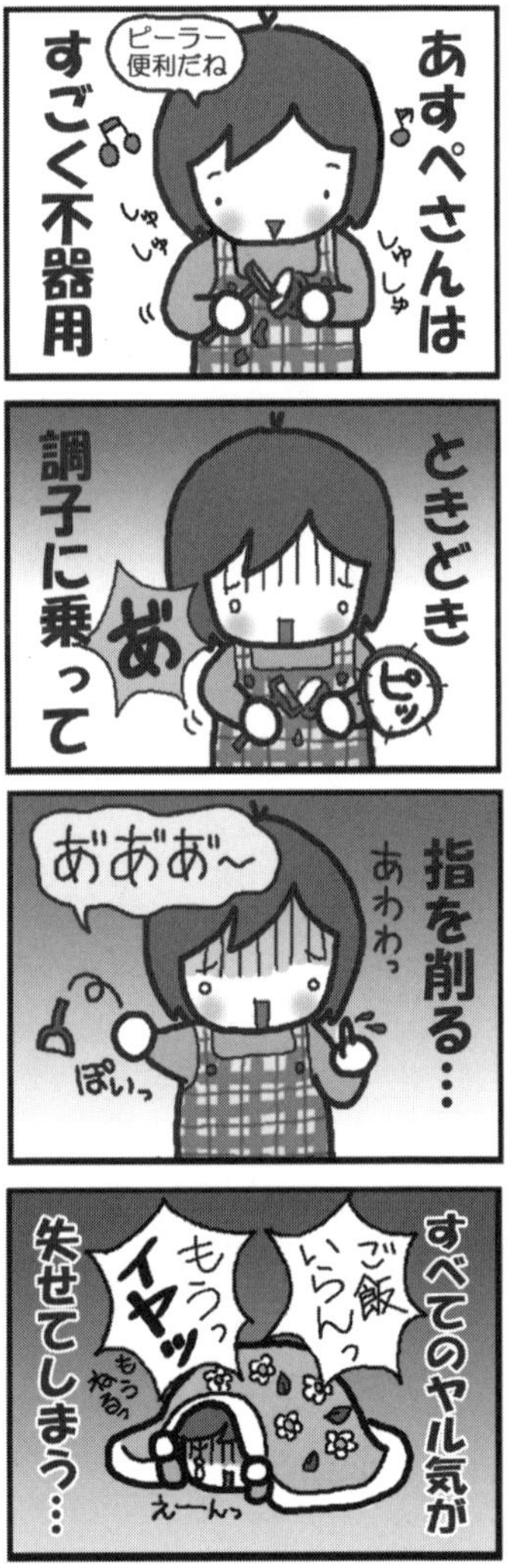

あすぺさんは
すごく不器用
ピーラー便利だね
しゅしゅ
しゅしゅ
ときどき
調子に乗って
あ
ピッ
指を削る…
あああ〜
あわわっ
ぽいっ
すべてのヤル気が
失せてしまう…
ご飯いらんっ
もうっ
イヤッ
もうねるっ
えーんっ

私は、絵を描いたり版画を彫ったりするのは得意ですが、なぜか日常生活の動作はとても不器用です。

ですから、じゃがいもの皮も包丁では怖くてむけないので、ピーラー（皮むき器）を使います。ピーラーって、すごく便利なんですよね。簡単にジャガイモの皮がむけるので、つい、調子に乗って、ご機嫌でしゅっしゅっしゅっしゅっ！　なんてやってしまいます。

しかし…ときどき、ジャガイモをつかんでいる自分の指の関節の皮も一緒にむいてしまうことがあるのです……。もちろん、ほーんのちょびっとだけですよ。直径1〜2ミリぐらいのマルに切れちゃうんです。

さて、こうなると、もう大変です。さっきまでの鼻歌はどこへやら……。

「ああああああああ――――っ」

もう、気持ちは真っ暗です。意識は皮がむけた箇所に過集中です。ほーんの少し血が出る程度なので、大して痛くもないはずなのですが、〝指を削ってしまった〟精神的打撃があまりに大きすぎて、もう、料理どころではありません。

「もう料理なんか、イヤっ！」と、料理の真っ最中でも、放り出してしまいます（これが許されるのは、一人暮らしのいいところ!?）。完全にパニック状態です。

とりあえず、ばんそうこうを貼って、ふてくされて布団にもぐってしまいます。

「指、ケガしたもん！　水触りたくないもん！　痛いよぉ！　びっくりしたよぉぉ！」

もう、ほかのことを考える余裕がないので、とりあえず、収まるまで布団にもぐってじーっとしています。

気持ちの波が収まってくると、おなかが空いてくるので、ごそごそと布団からはい出てきて、イヤイヤながら料理の続きをします。

さて、なぜ、こんなにもささいなケガで、ここまで激しいパニックを起こしてしまうのでしょうか。

私は、昔からなのですが、自分の体が傷つくことを極端に恐れるのです。紙の端で手を切った程度の傷でも、ものすごくイヤなのです。ほんの少し、ヤケドをしただけでもイヤです。誰でも、自分の体が傷つくことはイヤですが、私はその度合いが非常に強いのです。

けれど、運動していてケガをしたときには、パニックにならないのです。もちろん、ケガの度合いは、運動しているときのほうが大きいですよね。

つまり、「予想」していたかどうかのちがいなのです。

私は、ジャガイモの皮をむくとき、始めのうちは、「指を切らないように…」と注意しているのですが、つい調子に乗ってしまう。つまり忘れてしまうわけです。忘れてしまった状態で、突然、「ケガ」に直面するので、チキンハートな私はびっくりしてしまうのです。

同様に、仕事の資料を作っているときに、紙で手を切るのも、たいていは「予想外」なのです。ですから、びびってパニックを起こしてしまうのです。

それに反して、運動している最中は、「運動中はケガをしても当たり前」と思っています。ですから、転んでケガをしても、さほど驚かないのです。「あちゃー、やっちゃったよー」程度で済みます。逆に、周りが心配するほどのケガをしても、「ははは一だいじょうぶー」なんて、変に元気だったりします（後日、負傷部分が腫れあがることもしばしば……）。

つまり、ケガの大きさや痛さの問題ではなく、**自分の中で「予想外」であったかどうかで、パニックを起こすか否かが決まるのです。**

自閉症の人は、よく「大げさ」だと言われることがあります。これは、そのできごとの大小に関わらず、本人が「予想外」だった場合には、チキンハートが〝ばっくん！　ばっくん！〟して、パニックを引き起こしてしまうからなのです。

「料理のときに指を切るなんて、想定内でしょ？」と思われる方もいるでしょう。

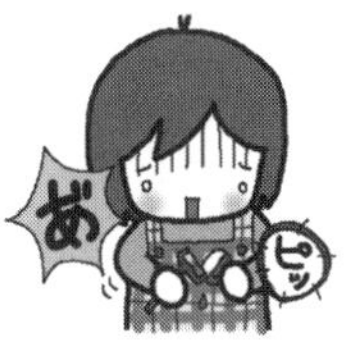

もちろん、頭では（論理的には）わかっています。けれど、料理でケガをした経験が少ないので、どうしても、想定内になりにくいのです。

つまり、論理的に「刃物を扱うからケガするだろう」という予想では、パニックは抑えられないのです。経験的に体得した上での予想でなければ、自分の精神への説得力がないので、パニックを抑える力にはならないのです。

先ほど、運動しているときのケガはパニックにならないと言いましたが、実は、昔はそうではありませんでした。

子どものころは、運動していてケガをしても、ものすごくイヤでした。走っている途中で転ぶと、もう走るのがイヤになりました。けれど、転ぶ回数や運動をする回数が増えるにつれて、「運動すること→ケガがつきもの」と経験から学んだのです。それによって、「運動中のケガは想定内」に収まったため、パニックにならなくなったのです。

ですから、幼い子どもで、転んだとき大げさに騒いだりごねたりしたときには、「○○しているときには、転んでケガすることもある」ということを認識させるといいかもしれません。数回の経験では、パニックを抑えるところまでいかないかもしれませんが、気長に、「こういうこともあるのよ」と諭してあげてください。

何度もくり返すうちに、**自分の中で「想定内」として根付けば、少しずつ騒がずに対処できるようになります。**

ただ、注意しなければならないのは、「○○してるときに転ぶなんて当たり前じゃないの。

バカね」というような、〝想定していなかったことをバカにする〟ような発言をすると、逆に反抗心が芽生えたり、自尊心が傷ついてしまいがちです。その結果、「バカにされた」ことに意識が向いてしまって、「○○しているときに転ぶことがある」という経験が根付きにくくなってしまいます。

幼い子どもにとっては、すべてが「跳び上がるほどびっくりすること」なので、大騒ぎしてしまっているのです。やさしく諭してあげてくださいね。他の子どもより時間がかかっても、回数を繰り返してしまっても、そのたびにきちんと認識させてあげれば、経験は必ず心に根付きます。

—田中康雄の一言—

想定内と想定外

1日は24時間しかありません。その中で、自分が自由にできる時間はどの程度でしょうか。仕事も、勉強に費やせる時間も、無限にあるわけではありません。私たちは、可能な範囲で見通しを持ち、予定を立てて生活をしています。ときに予定が乱れる場合があります。それが想定した範囲内であれば対応可能なはずです。危機管理能力というのは、こうした想定範囲をいかに柔軟に広範に設定しておくかということを問うているのです。

2章 診断されて変わったこと

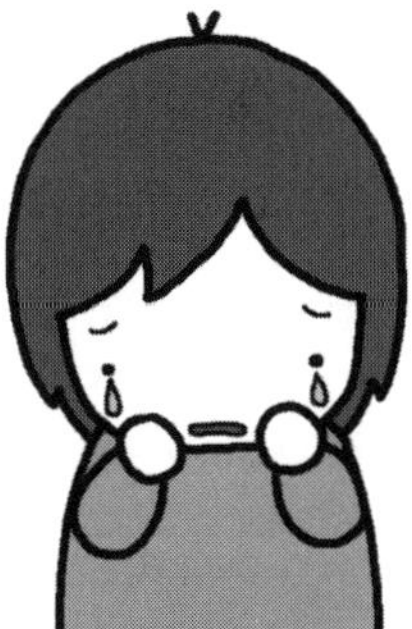

診断までの道のり

私は、アスペルガー症候群の診断まで、かなり遠回りしました。

うつ病になり、抗うつ剤＋精神安定剤を飲み続けていましたが、精神的ストレス＋身体的疲労が重なり、飲んでいた抗うつ剤が体に合わなくなってきました。そして、薬を変えるたびに、体のあちこちがただれたり、寝ると一晩中金縛り状態（半覚醒）になったり、めちゃくちゃハイになって過食したり、逆に拒食になったり、感情を抑制できなくなったり……半年以上、人体実験のように薬を試す日々が続き、身も心もボロボロになりました。

そんなとき、「もしかして、うつじゃないかも」と考えました。いろいろな可能性を考えて、ネットや本から情報を集めました。統合失調症、強迫性障害、人格障害……何か、ちがう……。

ふと思い出したのが、子どものころに母から頻繁に言われた言葉…「自閉症の子みたいやから、〇〇するのはやめなさい！」。自閉症がまだメジャーでなかった時代に、なぜ、母は私に対して、その言葉を頻繁に口にしたのだろうか？

現在の私には知的障害はありません。しかし、知的障害のない自閉症があると、聞いたことがありました。自閉症のキーワードでネットを検索し、たどり着いたのが、「アスペルガー症候群」でした。

悲しいほど自分に当てはまりました。直感的に確信しました。「これだ……」。

さっそく、主治医に紹介してもらった病院での診断は、「強迫性障害」と「適応障害」。

しかし、医師が指摘した「強迫性障害」の行動のいくつかは、物心ついた**子どものころから続いているもの**でした。ですから私自身は、強迫性障害も適応障害も発達障害がベースにある二次障害だと推測していました。

主に問診をした結果での医師の見解は、「発達障害なし」でした。後日、WAIS-Ⅲという知能検査を受けました。ほとんどの検査は楽しくできましたが、数唱、語音配列、算数は、かなり苦戦しました。

結果は正常範囲内。むしろ、「頭はいいほう」と。しかし、医師の手元にあるWAIS-Ⅲの検査結果がちらっと見えました。下位項目の結果を表すグラフが、山あり谷ありです……。

そこで、発達障害の専門医を紹介してもらい、検査結果を持って、すぐ予約を入れました。

そして、初診の日。簡単に今までのいきさつと、エピソードを話すと、「あんた、アスペルガーだよ。典型的やね。検査結果にもしっかり現れてるよ。ほら」。

あっさり、アスペルガー症候群の診断がおりました。その先生によると、

・他の先生が、発達障害を否定したのは、発達障害の専門でないのでわからなかった。
・精神科の医師にも専門領域があって、専門以外のことはわからないことが多い。
・物ごとにこだわるのは、強迫性障害ではなく、アスペルガー症候群特有のこだわりの強さ。
・言語性、動作性の両方の下位項目に、極端に低いものがある。
・できる項目のIQが非常に高いので、今まで、その能力で低い能力をカバーしてきた。
・世間は、高いほうの能力を基準に人を評価するので、低いほうの能力がクローズアップされてしまい問題が発生する。

なんだか、それまでの人生の疑問がはれて、とってもすっきりしました！

診断後の気持ちの変化（1）

～知るほど落ち込む～

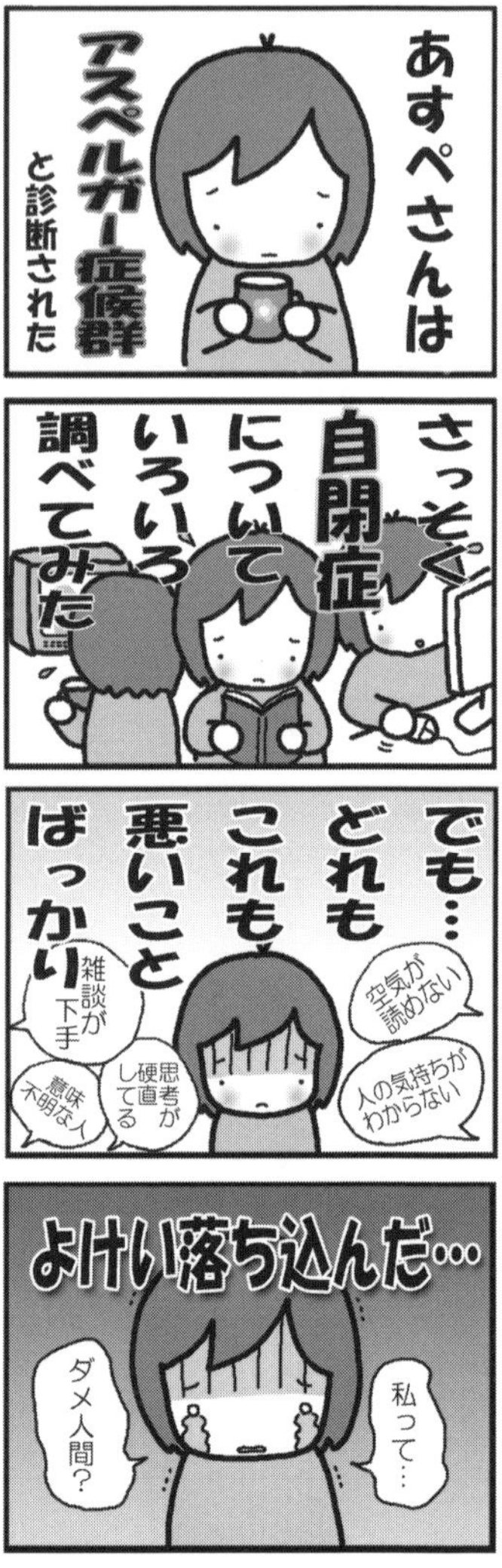
あすぺさんは
アスペルガー症候群
と診断された
さっそく
自閉症
についていろいろ
調べてみた
でも…
どれもこれも
悪いこと
ばっかり
空気が読めない
雑談が下手
人の気持ちがわからない
思考が硬直してる
意味不明な人
よけい落ち込んだ…
私って…
ダメ人間？

実は、診断される20年ほど前から、「自分には何か先天的な欠陥があるのではないか？」と漠然とした疑いを持っていました。

その20年の間に、二回も大きな社会的挫折をしてしまいました。どこへ行っても、人の輪に入れない。がんばって人の輪に入っても、人に合わせることが苦痛で、拷問のようで、「楽しい」とは全く思えませんでした。

同時に二つのことができないのも、電話の聞きまちがえやど忘れも、書類のミスが多すぎるのも、暗算ができないのも、発想が飛躍しすぎるのも、予定外のことを受け入れられないのも、すべてアスペルガー症候群であることが原因だとわかって、とても安心しました。

なぜなら、**「原因がわかれば、対処法を考えることができる」**からです。

さっそく、アスペルガー症候群を含む「自閉症スペクトラム障害」について、ネット、書籍、テレビで情報を集めました。

インターネット

アスペルガー症候群の当事者のブログや、関係者を支援する内容のサイトなどを見ました。しかし、私が見つけたのは「アスペルガー症候群の欠点」に焦点が絞られたサイトばかり。当事者のブログも、「アスペルガー症候群特有の失敗をした。自分はダメだ」という内容のものが多く、読めば読むほど、「私は、定型発達の人に比べて、ダメな人間なのか」という気持ちが強くなりました。

書籍

どうすれば、うまく人間関係を構築できるのか知りたかったので、その手の本を読み始めました。

しかし、結果的には、心の準備ができていない当事者が読むと、自信を失ってしまう内容でした（あくまでも私見です）。その理由は、読んだ本の内容が、定型発達である支援者を対象としているため、「自閉症の欠点をいかに矯正するか」という点に絞られていたからです。また、本文も「自閉症の人は思考パターンがちがう」「自閉症の人は思考が硬直している」といった否定的表現や内容が書かれていました。

しかも、その本の中で、自閉症当事者の語る内容が、まさに自分と同じである上に、それを否定的に表現されていたことで、「あれも、これも、普通とちがう。自分は思考が硬直した変人だ」と、自分が全否定されているような気分になりました。

また、自分自身では〝メリット〟と感じている能力（例えば、過集中や発想の柔軟性）が、定型発達の視点から見ると単なる「とっぴな行動・発想」として〝デメリット〟としか捉えられていないこともショックでした。

今思えば、心の準備ができていない状態で、一番ヘビーなものを読んでしまったのかもしれません。

テレビの特集番組

やはり欠点を強調して、「変な人だけど、わかってあげましょう」という内容に感じられました。

いろいろと調べた結果、いかに自分が「普通ではない」のかを思い知らされることになりました。そして、「アスペルガー症候群」について、世間に正しい理解を求めることがいかに難しいか、ということも。

「障害を正しく理解していない人々の世の中」と、**「そんな世の中でずっと生きなくてはならない」**という大きな不安で、私は診断から一か月の間、激しく落ち込んでしまいました。

やみくもに情報を集めすぎて、〝今の自分〟に必要な情報に絞り込めず、消化不良を起こしたんですね。落ち込んでから、そのことに気が付いて、〝今の自分〟に必要な情報に絞ることにしました。

診断後の気持ちの変化（2）

〜捨てられない〜

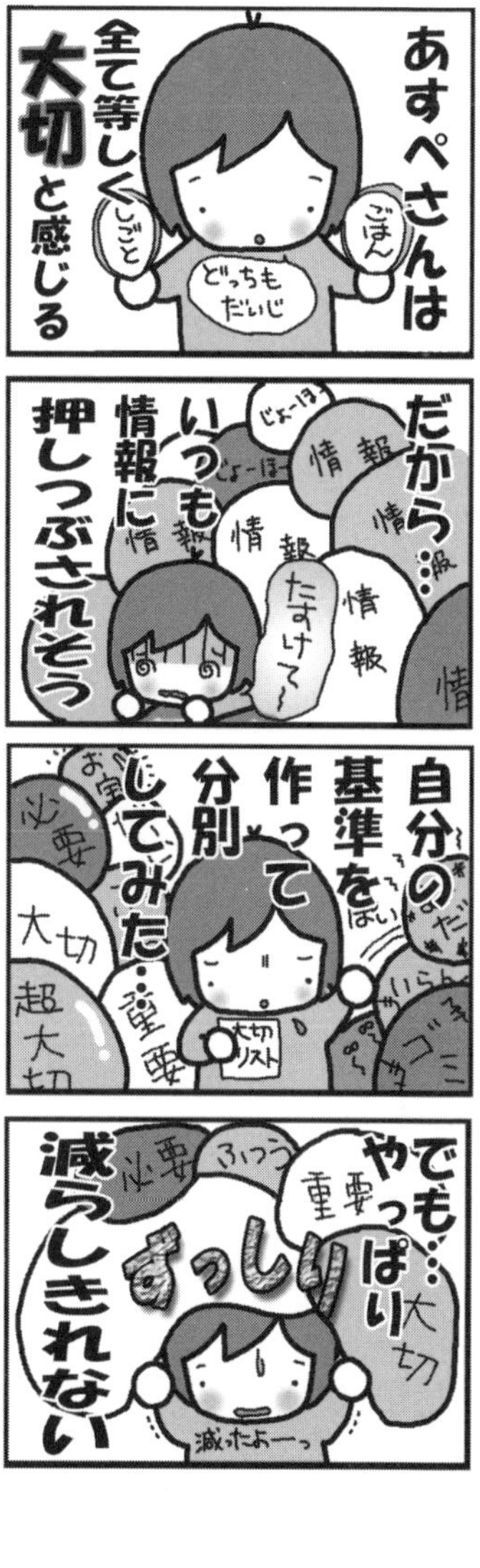
あすぺさんは
全て等しく
大切と感じる
ごはん
しごと
どっちもだいじ
だから…
いつも情報に押しつぶされそう
じょーほー
たすけて〜
自分の基準を作って
分別してみた…
必要
大切
超大切
重要
いらん
ゴミ
大切リスト
でも…やっぱり
減らしきれない
必要
ふつう
重要
大切
減ったよーっ

実は、私は、すべての情報を大切だと感じてしまいます。そう、優先順位をつけるのがとても苦手なのです。ですから、自分の判断基準を作って、意識的に振り分けるようにしています。そうすると混乱を抑えることができます。

例として、私が診断後の落ち込みを乗り越えたときに、必要な情報に絞った思考過程を見てみましょう。

まず、絞る基準にしたのは、読んだときの〝自分の気持ち〟でした。こう言うと、何かいい加減な感じがしますが、〝なぜ、そういう気持ちになるのか〟理由を考えてみます。そこには、きちんとした理由があります。

情報の重みを、「自分の気持ち」と「そう感じた理由」で分類すると、次のようになります。

（1）今の自分が成長するのに必要な情報

・「なるほど！」「目からウロコ！」と感じるもの。

↓そう感じるのは、受け入れやすく、かつ、自分の抱える問題解決に使えることを直感しているから。

・共感できる内容であるもの。

↓ただし「アスペルガーあるある失敗談」的ではないもの。感情的でなく、論理的に納得できるもの。

（2）現状では受け入れられるレベルに達していない情報（将来的には受け入れるべき情報）

・「つらい」と感じるもの。

↓必要性は認めているのだけど、受け入れることに抵抗が大きい。抵抗があるのは、何か原因となる考えがあるか、完全に納得できていないから。焦らず少しずつ問題を解決していくうちに、受け入れられるようになる。

（3）必要ではない情報

・明らかに悪意をもって書かれた、ひぼう中傷が中心となっているもの。

↓嫉妬・怒りがこのような発言をさせるのだ、ということだけ確認すればよい。書かれている内容自体は参考にならない。

・「アスペルガーあるある失敗談」＆つらい・悲しいという感情のみが書かれたもの。

↓筆者の目的は「私の痛みをわかってほしい！」ということ。自分の目的（問題解決のための情報）とは異なる（もちろん、応援・励ますことは、情報収集とは別の問題ですから、OKです）。

（2）については、自分は〝イヤなことから逃げている〟と責めてしまいそうになりました。しかし、勉強でもスポーツでも、自分のレベルを見極めて、その成長に合わせた学習が必要です。小学生にいきなりプロと同じ練習をさせても、ケガをするだけですよね。

それに加えて、アスペルガー症候群は、自分のペースを乱されるとうまくできるはずのこともできなくなります。だから、自分のレベルを見極めて、かつ、他人のペースに引きずられないようにするのはアスペルガー症候群には、とても大切なスキルだと考えました。

こうして、情報を集めているうちに気付きました。アスペルガー症候群の診断を受けるための情報も、アスペルガー症候群の人が前向きになれる情報も、探すのが大変!!

それなら…「なければ自分で作っちゃえ！」がモットーの私は、「アスペルガー症候群の人が、前向きになれる情報を発信できないかな」と考えたのでした。

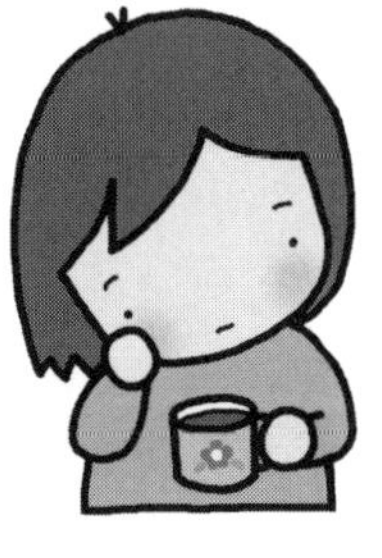

私が本から学んだこと

〜これって才能かも〜

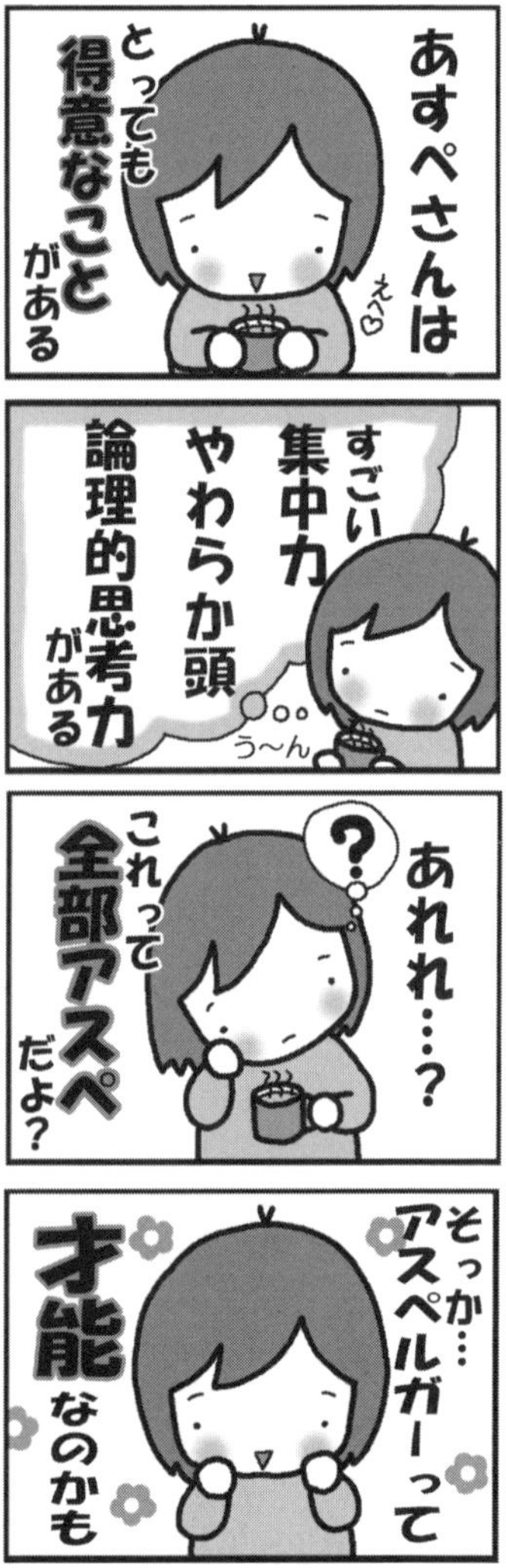
あすぺさんは
とっても
得意なこと
がある
すごい
集中力
やわらか頭
論理的思考力
がある
う〜ん
あれれ…？
これって
全部アスペ
だよ？
そっか…
アスペルガーって
才能
なのかも

アスペルガー症候群の人が、前向きになれる情報を発信するため、まずは、自分が受け入れやすい内容の本を探しました。

なぜ、ネット上の情報ではなく、〝本〟にこだわったのか。

書籍として出版されているということは、編集者やいろいろな人のチェックを通過しているということです。つまり、

・ある程度、世間の支持を得られる内容である（私見に偏りすぎていない）。

・情報ソースが不明な、いい加減な情報は少ない。

ということです。

そして、〝アスペルガー症候群の先人の知恵〟を得たいなら、やはり、当事者が書いた本

を探すのがよいと考えました。

そうして出会ったのが、テンプル・グランディンさんの『**自閉症の才能開発―自閉症と天才をつなぐ環**』（訳／カニングハム久子　学研）でした。

テンプルさん自身の体験を通じて、自分の能力を発揮するためには何を優先して考えるべきか、自閉症独特の感覚過敏とそれへの対応の重要性、社会に適応するためにした工夫や、定型発達の人を理解するための発想の転換方法などが、論理的かつとてもわかりやすく書かれていました。

私は、まじめな文字が中心の文章は理解しづらいのですが、高機能自閉症やアスペルガー症候群の人が書いた文章は、内容を頭の中でイメージしやすく、理解が進みます。

そして、何よりも心に残ったのは、次の一節でした。

「もし、指をパチンと鳴らしさえすれば、自閉症が消えるとしても、私はそうはしない。なぜなら、自閉症は私をつくっている一部だから」

私も考えました。もし、将来、医療技術が発達して、アスペルガー症候群を治せる時代になって定型発達になれるとしても、〝視覚的な思考能力〟も〝論理的な思考能力〟も〝並外れた集中力〟も失ってしまうのであればどうだろう？

私は、迷わず、「アスペルガー症候群であること」を選びます。私にとって**「アスペルガー症候群」は、「障害」ではなく、何ものにも替え難い大切な「才能」**だから。

そんな結論が出ました。

もう一冊、私がめぐりあった、〝これだっ〟と思えた本があります。

『あなたがあなたであるために―自分らしく生きるためのアスペルガー症候群ガイド』（著／吉田友子　中央法規出版）は、中高生の当事者向けにやさしい語り口で書かれていて、とても読みやすかったです。アスペルガー症候群の人を支援する方にも、オススメです。

当事者がどういうことで悩んでいて、どう支援すれば自信を取り戻して、この世の中でうまく暮らしていけるようになるのかを知るには、ちょうどよいと思います。

ところで、なぜ、自分が「アスペルガー症候群」であることを知って戸惑うのでしょうか。

アスペルガー症候群の人は、診断前までは、ただの「変わった人」でした。

ところが、診断を受けると、突然、社会的な立場が急に変わってしまいます。**「障害者」にカテゴリー分けされ、「支援」を受ける立場になり、「社会適応のための訓練が必要」と言われるのです。**

自分自身は、診断の前後で何も変わっていないのに、突然、「おまえはまちがっている。考え方を直せ」と迫られるのです。まるで、〝変な宗教に洗脳された人〟みたいな扱いです……。

特に、私が一番違和感を覚えたのが、「社会適応のための訓練が必要」ということでした。これは、「あなたの考えはまちがっている。考えを矯正しなさい」と言われているように感じました。実際、過去に「あなたの考えはまちがっている」と言われたことも多かったです。

なんだか、言論の自由、思考の自由を奪われ、世間の型にムリヤリはめられて、自分の才能をつぶされるのでは？…そんな気持ちにさえなりました。
〝感じ方の少数派〟なだけで「まちがっている」と言われるの？
「多数派」＝「正しい」という考え方に、どうしても納得がいきませんでした。

　そんな疑問に、本は明快に答えてくれました。アスペルガー症候群の人は、「まちがっている」のではなく、「多数派」のやり方を知らないだけということを教えてくれました。

　なんだか、すっきりしました。

　今、とても理不尽な気持ちで生きているアスペルガー症候群の方、将来が見いだせず暗闇の中にいる方がいたら、これらをぜひ読んでみてください。きっと、納得ができなくてモヤモヤしていた気持ちがすっきりして、前へ進むきっかけをつかめると思います。

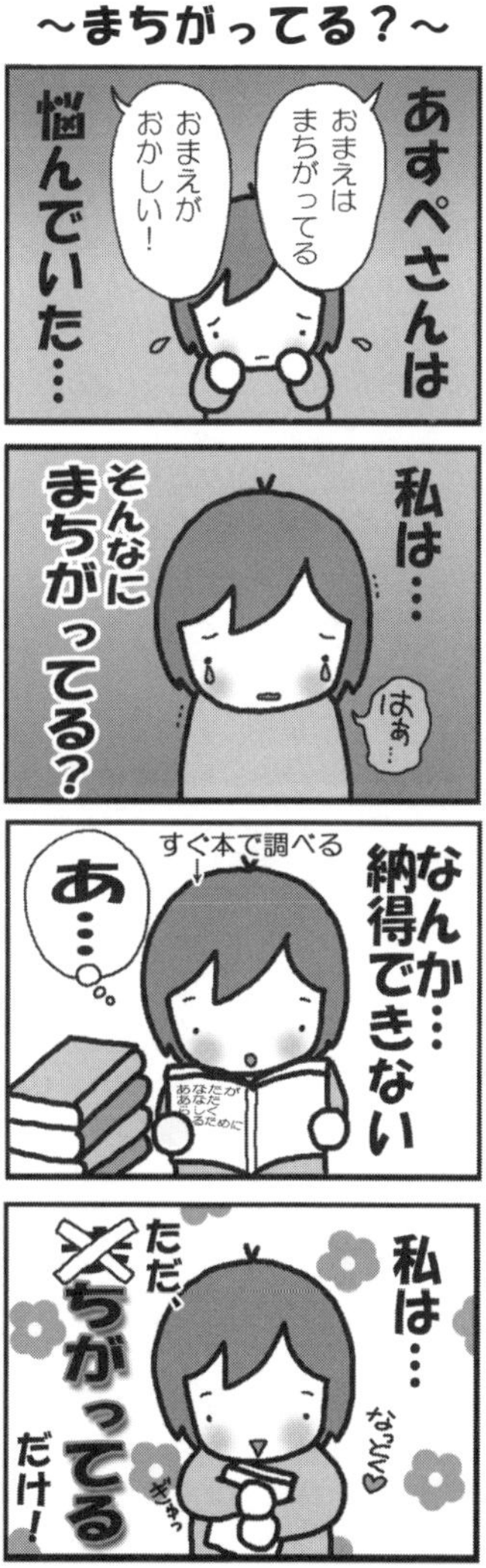
～まちがってる？～
あすぺさんは
おまえはまちがってる
おまえがおかしい！
悩んでいた…
私は…
そんなにまちがってる？
はぁ…
なんか…納得できない
すぐ本で調べる
あ…
私は…
ただ、~~ま~~ちがってるだけ！
なっとく
ぎゅっ

あすぺさんのことわざ劇場 -1-

Proverb Theater

「やるべきことがたくさんあって、どれから手をつけていいかわからないよー！」と、物事に優先順位をつけるのが苦手な人。いくつもの仕事を、いっぺんにやろうとしていませんか？

そんなアスペルガー症候群の人は、このことわざを思い出してください。

二兎《にと》を追《お》う者《もの》は一兎《いっと》をも得《え》ず

《意味》

欲ばって一度に二つのものを得ようとすると、結局どちらも手に入れることができなくなるというたとえ。

『用例でわかる故事ことわざ辞典』（学研）より

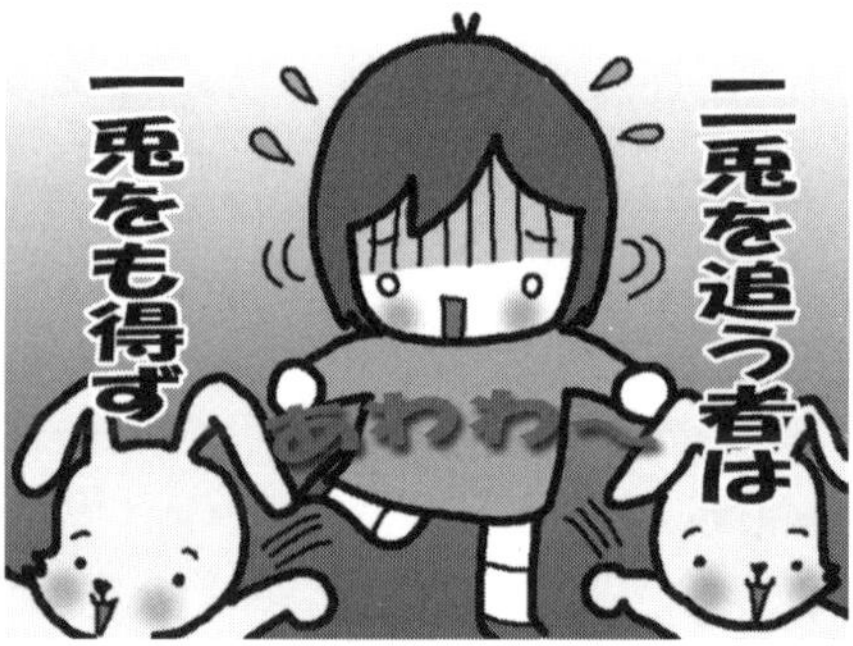

自閉症の特性から、複数のことを同時並行することが苦手ではありませんか？　けれど、一つに絞って集中すれば、あっという間に仕上げてしまえるのも、アスペルガー症候群の人の能力です。

ですから、たくさんの仕事があっても、あせらずに**優先順位をつけて一つずつ集中して仕上げる**ようにしましょう。

明確な重要度や判断基準がなくて優先順位をつけにくい場合は、言い換えれば、**「どれからやってもあまり変わらない」**ということですから、**関わる人が多いもの順、外出が必要なもの順、頼まれた順番、思いついた順番、あいうえお順、やりたい順……**。

と、なんでもよいので、自分が納得しやすい判断基準をつけてしまいましょう。

3章 理解されるって難しい？

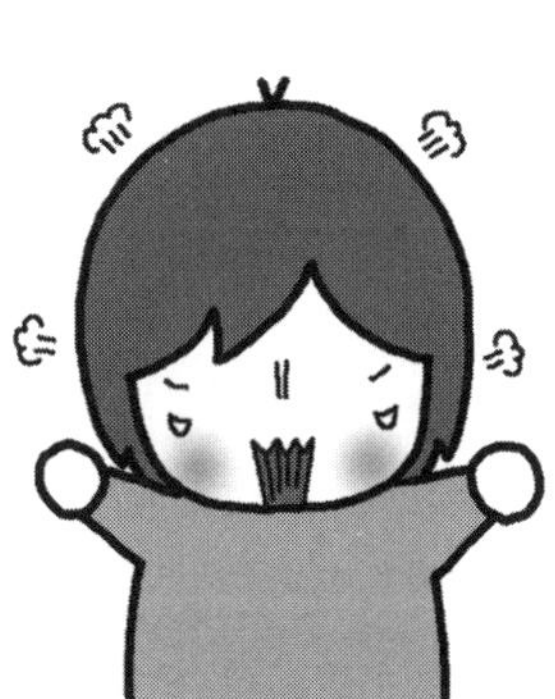

頭の中で仕事をする

～実は働いてます～

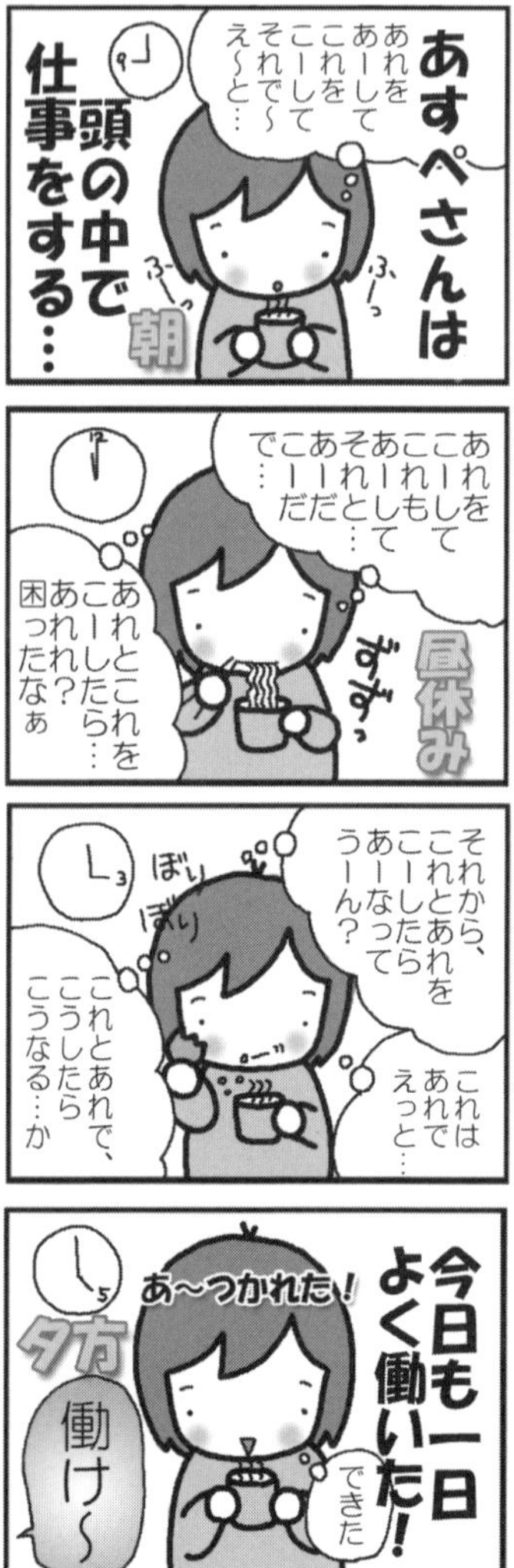

私は、仕事をするとき、必ず最初に頭の中で考えます。

もちろん、他の人も考えるでしょうけれど、私の場合は9割がた完成するまで、頭の中だけで考えます。手は動かしませんし、アウトプットもありません。ときには、脳みそが沸騰するぐらいに、考え込みます。

でも、そんな私の姿は、周囲からはどのように見えているのか…実は、ただ、ぼ――っとお茶を飲んでいるだけにしか、見えてなかったのです。

私としては、脳みそが沸騰するほど、頭の中の思考に集中しています。そんなとき、私の視線は空中をぼんやりと見ているか、焦点が合っていない〝目を開けて寝ている〟ような状態なのです。しかも、口は半開きです……。

頭がフル回転していると、水分が欲しくなります。そうでなくても、四六時中お茶をちびちび～ちびちび～飲んでいるので、こういうときはさらにガバガバ飲みます。しかも、お茶を飲む行動は、ほとんど無意識の状態です。勝手に手が動いてお茶を飲んでいる……お茶を飲んでいないときは、ほとんど動かない……。

周囲から見れば、ぼーっとした顔で座って、お茶を飲んでいるだけ。仕事をしているとは思えないようなのです。そんな風に見られているとは、露ほども思っていませんでした。

ちょうど休職する直前のころに、隣に座っていたAくんに、「ずーっと、ぼーっとしてますね」と言われたのです。そのとき私は、頭の中はフル回転でものすごく悩んでいました。悩んでいても、顔はしかめっ面にならないんですね。

私「えっ!?　めちゃくちゃ考えて悩んでるのにっ！」

A「めっちゃ、ぼ――――っとしてたじゃないですか」

私「ぼーっとしているように見えるときは、頭の中がフル回転なんだよー。めちゃくちゃ考えてる最中！」

A「え――　そうやったんですか！　ずーっと、ぼーっとしてるわーと思ってました」

Aくん、ありがとう。君のおかげで、私は自分がどう見られているのか、初めて知ることができました……。きっと、忙しいときに限って、「ぼ――っ」とした顔で、焦点の合わない目で固まっている私を見て、周りは怒っていたのかもしれません。

みなさんは、集中して考えているとき、どんな顔をしていますか？

「一人はさびしい」は本当？

～雑談は疲れる～

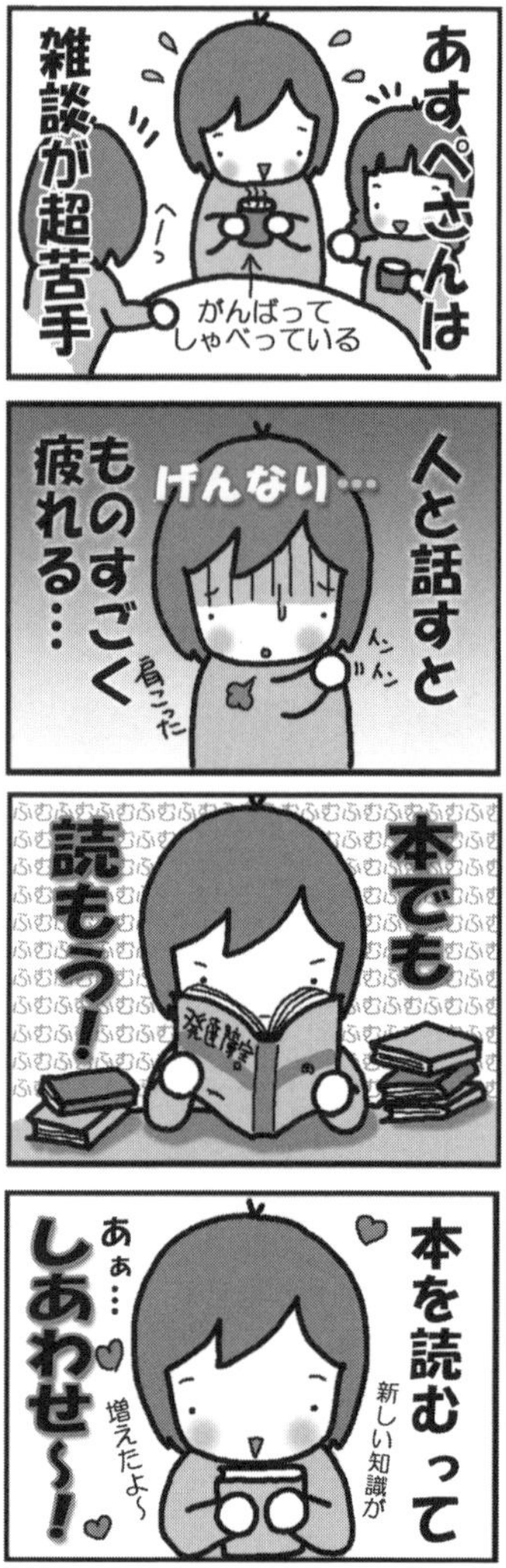

あすぺさんは
雑談が超苦手
へーっ
がんばって
しゃべっている
人と話すと
ものすごく
疲れる…
げんなり…
肩こった
本でも
読もう！
ふむふむ
本を読むって
しあわせ～！
あぁ…
新しい知識が
増えたよ～

今の世の中、「一人でいる人」＝「さびしい人」という風潮があります。

「人とのつながりを愛する」定型発達の人にとっては、「一人でいる」＝「さびしい」が成り立つのは自然なことなのでしょう。

さて、これはアスペルガー症候群の人にも当てはまるのでしょうか。

私自身はどうかというと、当てはまりません。人の輪に入って、神経を張りつめて、ムリに話をし続けることは、正直なところ「ものすごく疲れる」ことであって、「楽しい」とは言えません。

特に女性の雑談の場合は、話題そのものに興味がないことがほとんどです。他人のグチや悪口を聞くのは心が滅入ってしまい、人間不信になることもあります。

私の中で「話をする」というのは、「情報伝達」と「情報交換」でしかありません。ですから、自分の「知識欲」や「向上心」を満足させてくれるような話題にしか興味がありません。

お昼ご飯も、一人で食べるほうが好きです。私にとって、お昼休みは、頭の中で午前中の仕事について整理し、午後の仕事を進める準備の時間なのです。

と、いうと、なんだかすごい感じがしますが、実際は、ご飯を食べながら〝頭の中〟であーだこーだと考えているだけなので、周りからは「ぼーっ」としているように見えます。

そうすると、気を遣ってくれる人が「一人でかわいそう」と思うらしく、声をかけてきます。私にとっては、昼休みという時間を有効に使えなくなり、午後の仕事に響くので、正直なところ「迷惑」です。

こう言うと、「人の親切を迷惑だなんてひどい奴だ！」と言われてしまいそうですが……。でも、この状況をよく考えてみましょう。私は、頭の中とはいえ、昼休みに〝仕事の準備〟をしているわけです。これが、頭の中ではなく、パソコンに向かって、カチャカチャと打ち込んでいたとしたらどうでしょうか。

仕事をしているときに「一緒にご飯食べましょう」と言われて、「今忙しいから」と断り、誘った人を「ちょっと迷惑」だと感じても、不思議ではないですね。

問題は、私の行動（頭の中で仕事をしている）では、相手に「仕事をしていること」がわからないことにあります。きちんと、外から見てわかるように、表現しないとわからないのは当然です。

一般的には、「じっとしている」＝「ひま」と判断してしまう。私が「頭の中だけで仕事をしている」なんて想像がつかないのです。

つまり、定型発達の人にとっての「親切」「思いやり」が、私にとっては、正直なところ「面倒」な場合があるわけです。

なぜ、そのようなことが起こるのでしょうか。

それは、**定型発達の人と私の感じる「幸せ」が違う**からなのです。

定型発達の人が「幸せ」だと感じていることでも、アスペルガー症候群の人は「不幸」だと感じることがあるのです。もちろん、逆もあります（むしろ逆のほうが多いから世間で問題視されているのかもしれませんね）。

しかし、定型発達の人の感じ方のほうが多数派ですから、それが「常識」となってしまっているのです。そして、「一人はさびしい」という常識を刷り込まれたアスペルガー症候群の人は、自分の感覚を置き去りにして、「一人でいることはさびしいこと」だと、感じようとします。だから、ことさら「人の輪に入らなければ」とムリをしてしまいます。

そして、人の輪にうまく入れないと、「私は人の輪に入れない。一人だ。つまり、さびしい人なんだ！」と思い込んで悩んでしまいます。

実は、そういう人の成育過程を見てみると、小さいころから一人で黙々と何かに打ち込むことが好きで、そうしているときは、楽しいと感じていたはずなのです。

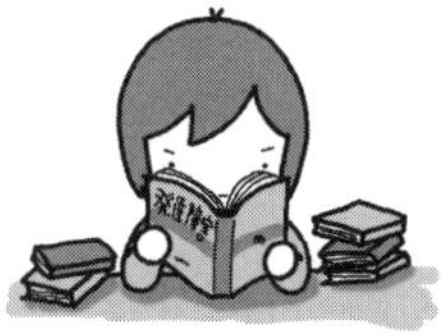

ところが、保育園や幼稚園、小学校と集団生活の教育の中で、「一人でいることはさびしいこと」「人の輪に入れないことはいけないこと」と刷り込まれます。**なぜか「一人で黙々と何かに打ち込むこと」は奨励されません。**

そうした教育の中で育つにつれて、一人で黙々と何かに打ち込むことが「幸せ」と感じていたはずの人も、「人の輪に入るのが幸せなのだ。楽しいんだ」と、本当の自分の感覚を否定し、他の人の感じる「幸せ」を求めなくてはならないと考えるようになります。その「幸せ」を求めるために、人の輪に入る努力をします。

しかし、努力して人の輪には入れたとしても、「ぜんぜん楽しくない。疲れるばかり…」。でも、それが「幸せ」なのだと思い込んでいると、「疲れる」と感じる自分を、「これではいけない。楽しいはず。自分のやり方がまずいのだ」と、自分の感覚を否定し、さらに人の輪に溶け込もうと努力を重ねます。

そうして、最悪の場合は、心が壊れてしまうのです。

「一人のほうが楽しいのになぁ」と、思っても、それは「まちがった感覚」と言われるのです。あるいは、「心を閉ざしている」なんて、言われるかもしれません。

たしかに、もともと人と交わることが好きだった人が、なんらかのできごとをきっかけに、急に人と交わるのが嫌いになったのであれば、「一人のほうが楽しい」というのは、本来のその人の感覚ではないので、「心を閉ざしている」状態と言えるでしょう。

しかし、生まれつき一人で黙々と何かに打ち込むことが「幸せ」ならば、無理に人の輪に溶け込もうとするのは、本来の感覚とはちがうことを求めることになります。どうしても心に負荷がかかってしまいます。

このように、定型発達の人の「幸せ」は、アスペルガー症候群の人には「不幸」であるかもしれないことを知っていただきたいと思います。とはいえ、そんなことを相手に伝えたら、「人の親切がわからない奴だ」と非難を浴びてしまいますので、難しいところです。

自分にとっての「幸せ」と他人にとっての「幸せ」の感じ方がちがう……それだけのことなのですけれどね。

それを実感できる身近な例は、部屋の冷房の温度設定でしょうか。

一般に、男性は暑がりですので、「20℃でちょうどいい！」と言うとします。けれど、女性は冷え性の人が多いですから、「20℃なんて寒すぎる！」となります。これは、男性と女性で「暑さ」の感じ方がちがっているために、「ちょうどいい温度」という「幸せ」を感じる温度がちがうのです。

どちらかの感覚が、〝まちがっている〟わけではないですよね。

ただ、男性の多い職場では、多数派の男性に合わせて低い温度に合わせられることが多いです。女性は、ひざ掛けをしたりカーディガンを着たりして、我慢することになります。

このときに、ある男性が女性に対して、「20℃が快適なんだから、ひざ掛けをするな！」と言ったとしたらどうでしょう。「自分の感覚を押しつけるひどい人」ですよね。

つまり、定型発達の人がアスペルガー症候群の人に「人の輪に入るのが幸せ」と無理に勧めるのは、男性が女性に自分の快適な温度を押しつけているのと同じなのです。

この例を通して、**定型発達の人の「幸せ」≠アスペルガー症候群の人の「幸せ」**

場合によっては、**定型発達の人の「幸せ」＝アスペルガー症候群の人の「不幸」**

であることの可能性を、少しでもわかっていただけたらうれしいです。

そして、アスペルガー症候群の人は、「心静かに自分の時間を楽しむことが幸せ」と感じるなら、その気持ちを否定しないでください。その感じ方は、まちがいではありません。定型発達の人には理解できないだけなのです。

自分の感じる「幸せ」を変える必要はありません。その感覚を大切にして生きてください。

―田中康雄の一言―

価値観は人それぞれ

自分にとっての「幸せ」は、他人とは同じではないこともある、って真理ですね。何ごとも感じ方には幅があり、唯一絶対の正解などはない、ということです。特に大切なのは、自分と異なる感覚を持つ他者を否定したり、嫌うことなく、世界はいろいろな人で満ちているということを、おおらかに認め合うことかと思います。

プレゼント選びが苦痛なのなぜ？

～一人のクリスマス～

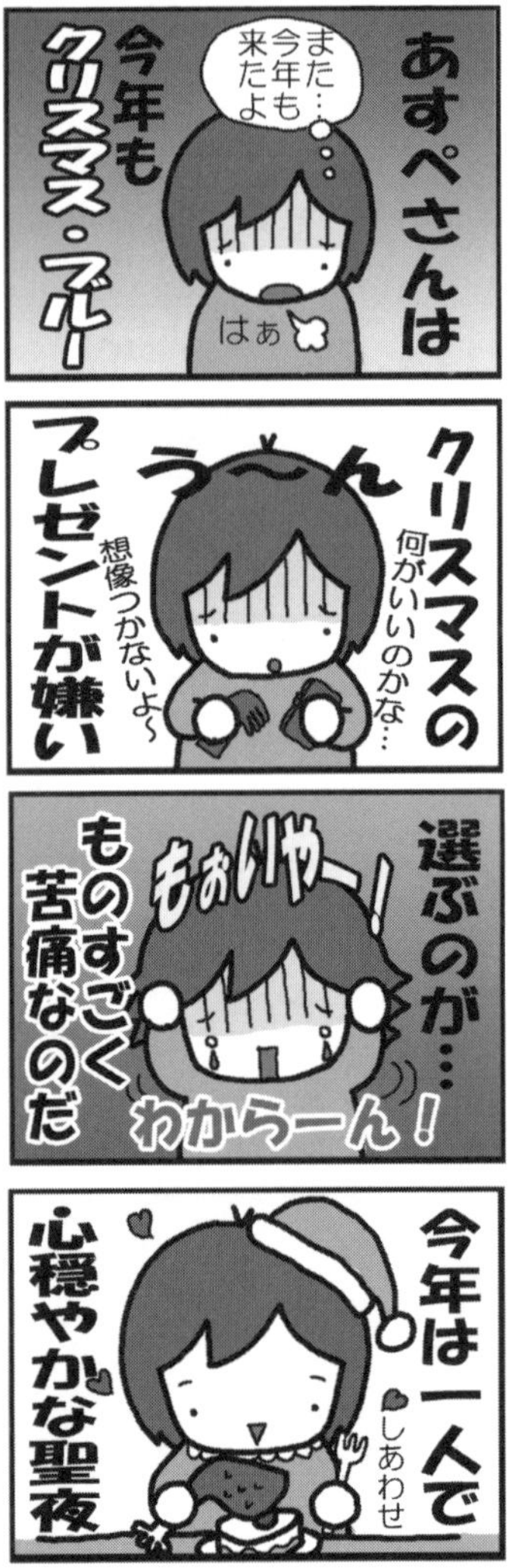
あすぺさんは
今年もクリスマス・ブルー
また…今年も来たよ
はぁ
クリスマスのプレゼントが嫌い
う〜ん
何がいいのかな…
想像つかないよ〜
選ぶのが…
ものすごく苦痛なのだ
もぉいやー！
わからーん！
今年は一人で
心穏やかな聖夜
しあわせ

私は、一人のクリスマスのほうが心安らかに過ごせます。強がりでもなんでもなく、ほんとに幸せなんです！

実は、クリスマスのプレゼントをもらうだけの子どものころはクリスマスが大好きでした。

しかし、年ごろになって、恋人ができたころから、クリスマスが苦痛で苦痛で仕方なくなりました。というのも、クリスマスに恋人がいるということは、当然、恋人にプレゼントを贈らなければなりません。このプレゼント選びが、死ぬほど苦痛だったのです。

誰でもプレゼントを選ぶのは迷うとは思いますが、私の場合、**「相手が何を欲しいのか、何を喜ぶのか、全く見当もつかない」**のです。悩むのがつらいので、何が欲しいか聞いても、たいてい「なんでもいいよ」と返ってきます。最悪です（涙）。

相手が女性なら、なんとか欲しい物の予想もつくけれど、大人の男性が何を欲しいと思っているかなんて、想像すらできません。

しかも、年齢が上がるにつれ、金額もアップし、気遣いすることも増えます。あまり安っぽいものではいけないし…でも、もらったプレゼントより高価だったら、相手の立つ瀬がなくなるし…子どもっぽいものではいけないし…かといっておやじ臭くないもので……。

百貨店をうろうろ…うろうろ……ぐるぐる……店員の視線が痛いです……。苦手な人ごみと騒々しいクリスマスソングの中を、吐き気をがまんしつつ、何軒も百貨店を巡って、さらにその売り場でぐるぐる……。

毎年、百貨店の売り場で、へとへとに疲れ果てて、身も心もぼろぼろになって、泣きそうになっていました（ほんとうに涙ぐんでいたこともあります……）。

「なんで、こんなしんどい思いをしてまで、プレゼントを買わなきゃならんのっ！　クリスマスなんか大嫌いじゃ――――っ！」。

しかも…そこまでして選んだプレゼントにも関わらず、あまり喜んでもらえたことがありません。そう、なんだかポイントをハズしているようなのです。

だから、毎年、前年の「がっかり」をフラッシュバックさせながら、プレゼント選びをするわけです。楽しいわけありません……。あまりのつらさに「プレゼント選びするぐらいなら、この時期だけ別れたい！」と、何度、本気で思ったことでしょうか。

しかも、私の誕生日が2月。歴代の彼はなぜか、12月と1月に集中していました。つまり、冬のこの時期は、イベント・ラッシュ！　クリスマス→お正月→彼の誕生日→私の誕生日→バレンタインデー→ホワイトデー。イベントのたびに、「プレゼント選び」という苦行が待っています。私にとって、この時期は、苦行に耐える修行僧の気分でした。

さて、なぜ、泣くほどまでプレゼント選びで悩むのでしょうか。

これは、発達障害の人が苦手とする「相手の気持ちを想像する」能力が大きく関わっているのだと思います。

ただ、一般に言われる「想像力の欠如」ではないと思うのです。そもそも、想像力の〝欠如〟という表現は、〝定型発達を基準にした表現〟にすぎないと私は考えています。

〝欠如〟ではなく、〝基本となる感覚が異なるために生じるズレ〟だと思うのです。

この「プレゼント選び」について考えましょう。

一般的には、贈る相手の性格、環境、好みなどを含めて、幅広い想像が必要になります。さらに、〝自分とかけ離れた人物像〟であればあるほど、想像が難しく、悩むでしょう。

そこなのです。アスペルガー症候群の人にとっては、周囲のほとんどの人が「自分とはかけ離れた感覚の持ち主」なのですから、誰が相手でも「想像が難しい！」となってしまうのです。

定型発達の人とたとえ同年代の同性で、同じ職場で共通する環境にいる人であっても、基本となる感情に共通する部分が少ないため、お互いの「うれしい」ポイントは一致しないこ

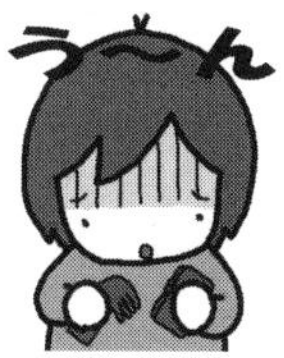

とが多いのです。

例えば、「ランチはみんなで楽しく一緒に行こうよ！」というのは、私には全く通じません。私にとって、（特に女性の）多人数のランチは苦行です。

こんな感じですから、自分とかけ離れた条件の人（恋人）について想像するなんて、**〝宇宙人の思考を想像する〟以上に難しいのです。**当然のことながら、私が「これは喜ぶだろう」と想像したことは、相手にとっては「は？」となってしまうのです。

へとへとになるまで考えて、やっと買ったプレゼント。一生懸命、きれいにラッピングをして渡します。けれど、ラッピングなんか気にもかけず、バリバリ破いて、中の物を見て「……」って、微妙な顔をされたらつらいです……。プレゼントなんか嫌いだっ！

こういう体験を積み重ねると、プレゼントをもらうこと自体も苦痛になってしまいます。お返ししなければならない→プレゼント選びをしなくてはならない……もらった瞬間から、この思考の連鎖が始まってしまい、頭がいっぱいになります。

そこで、発達障害の恋人や家族を持つ方々に一言。

発達障害の恋人から、プレゼントについて聞かれたら、できるだけ具体的に「○○の××が欲しい」と言ってあげてください。できれば、好きな色や柄もきちんと明確に伝えてあげてくださいね。そうすれば、次のバレンタインは、もっと楽しい時間が過ごせますよ～。

ほんとにプレゼント選びって、ものすごくつらいんです……。「なんでもいいよ」だけは、絶対にやめてあげてくださいね。

「障害を理解する」とはどういうことか

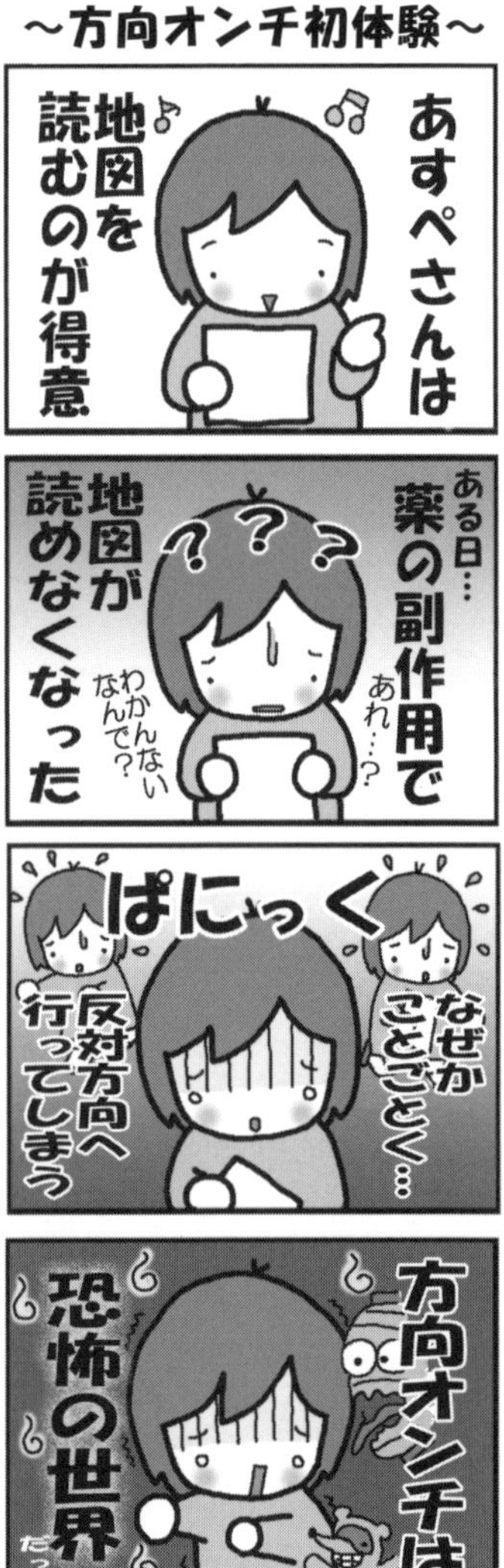
～方向オンチ初体験～
あすぺさんは
地図を読むのが得意
ある日…
薬の副作用で
地図が読めなくなった
あれ…？
わかんない
なんで？
ぱにっく
なぜかことごとく…
反対方向へ行ってしまう
方向オンチは
恐怖の世界
だった

障害を持つ人が、世間に対して「障害を理解してもらいたい」と言うことがあります。

そこで、障害を持たない人が「障害を理解する」とはどういうことか考えてみましょう。

まず、はっきりと言えるのは、**障害を持たない人に障害者の〝世界そのもの〟を理解することはできない**ということです。

人は、自分が経験したこと以外は、完全にはわからないのです。どんなに想像を膨らませても、日常のささいなことや微妙な心境までわかることはできません。

私自身、〝体験しないとわからない〟ことを身にしみて感じたことがありました。その体験を交えて、「障害を理解する」ことの難しさを考えてみたいと思います。

私は、空間認識力が非常に高いので、地図さえあれば迷わずどこへでも行けます。地図を見ると、周りの景色と空間的な広がりまで、一瞬にしてリンクできます。もちろん、地図をくるくる回して見る必要もありません。

しかし、一時期、抗うつ剤の副作用で、空間認識能力がガックリと落ちてしまいました。その結果、突然、地図が読めなくなったのです！　いつものように、地図を見て歩いても、自分の意図とはちがうとんでもない方向へ歩いて行ってしまいます。いわゆる「方向オンチ」になってしまいました。

実は、私にはひどい「方向オンチ」の友人がいます。いつも、一緒に出かけると、どんなに簡単な道順でもとんでもない方向へ行こうとします。ことごとく、正しい方向とは反対の方向へ行こうとするのです。

「なんで？　どうやったら、そっちだと思うの？」。不思議でたまりませんでした。きっと、〝方向を意識しながら歩く習慣〟がないからだと思っていました。

しかし、そうではないとはっきりとわかりました。空間認識力が落ちた状態では、どんなにがんばって方向を意識しても、方向を見失ったり、ちがう方向しか意識できないのです。

いくら注意して周囲を見ても、自分の周りの目印の建物と地図上の建物がリンクできないので、地図を見て、自分の現在地を正確に把握することすらできません。「あ、まちがった。戻ろう」と思っても、なぜか元の場所へすら戻れない……。ことごとく正解と反対の方向へ曲がろうとする……。

駅から歩いて3分の目的地にたどり着くのに、まるで、目的地を避けるかのように、周辺のあらゆる方向を1時間半も歩き回って、最後にやっと目的地にたどり着きました。普段なら絶対に迷わないような、ものすごく簡単な道順だったのに。

あまりのことに、「タヌキに化かされているのか…」「『世にも不思議な物語』の中にいるのか…」「家に帰れないんじゃないか…」と、真剣に恐怖を感じました。

そこで、初めて理解しました。友人は、「空間認識能力が著しく低かった」のだと。どんなにがんばっても、わからなかったのだ…と。

「方向を意識してないからだよ」「ちゃんと周囲の景色を注意したらいいんじゃない?」「ことごとく反対へ行くなぁ。も〜、おもしろすぎ!」と、私が友人に、どれだけ的外れなアドバイスや、心ない言葉を発していたか……。

私が、言われて一番つらい言葉、「なんでできないの?」を、私自身が言っていました……。本当に申し訳ない気持ちでいっぱいになりました。

その後、抗うつ剤の服用をやめると、元のように地図が読めるようになりました。

実際に方向オンチを体験して、「他人の感覚を理解することがいかに難しいか」ということを、身にしみて感じました。

私は、常日ごろからほかの障害を持つ方の苦労を理解しようと、意識して想像するように心がけています。けれど、しょせんは〝想像〟でしかなかったのですね。

テレビや雑誌で障害を持つ人の生の声を聞くと、私の思いも及ばない、私にとって〝ほん

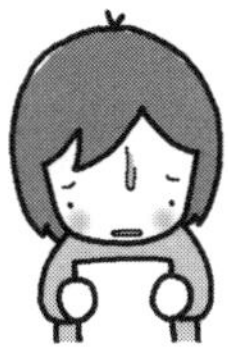

のささいなこと〟でも、不便を感じているのだと気付かされます。

私は、たまたま、薬の副作用で、自分とは異なる感覚を体験できました。けれども、普通は、ほかの人の感じ方を実際に体験することはできません。では、体験できなければ理解ができないのか？

そうではないですね。**大切なのは、「どうすれば、障害を持つ人が住みやすい世界になるか」を、考えること**だと思うのです。

障害を持つ人にとって、一番つらいことは、「この世の中が、住みにくい・生きにくい」ことです。文字どおり、世の中には〝障害〟となるものがいっぱいあるのです。

つまり、〝障害とは、欠けている能力のことを指す〟のではなく、欠けていることで〝不便を感じさせる世界〟にあるのです。

支援をする人に一番わかってほしいのは、「障害を持つ人が、不便を感じることを減らしてほしい」ということなのです。

そして、障害の当事者である私たちは、ただ「障害を理解してほしい」と言うのではなく、「こういう事情があるので、コレをこうしてほしい」と、支援する人が〝具体的に取り組みやすい形〟に言い換えることが大切だと思うのです。

〝障害の世界そのもの〟の理解よりも、障害によって何が〝障壁〟になっているのか、そして、その〝障壁〟をどうしたら取り除けるのか、ということを、支援者と当事者が一緒に考える。そういう方向に進んでほしいと願っています。

お掃除ロボットから支援のあり方を考える（1）

～ロボちゃんの苦手なもの～

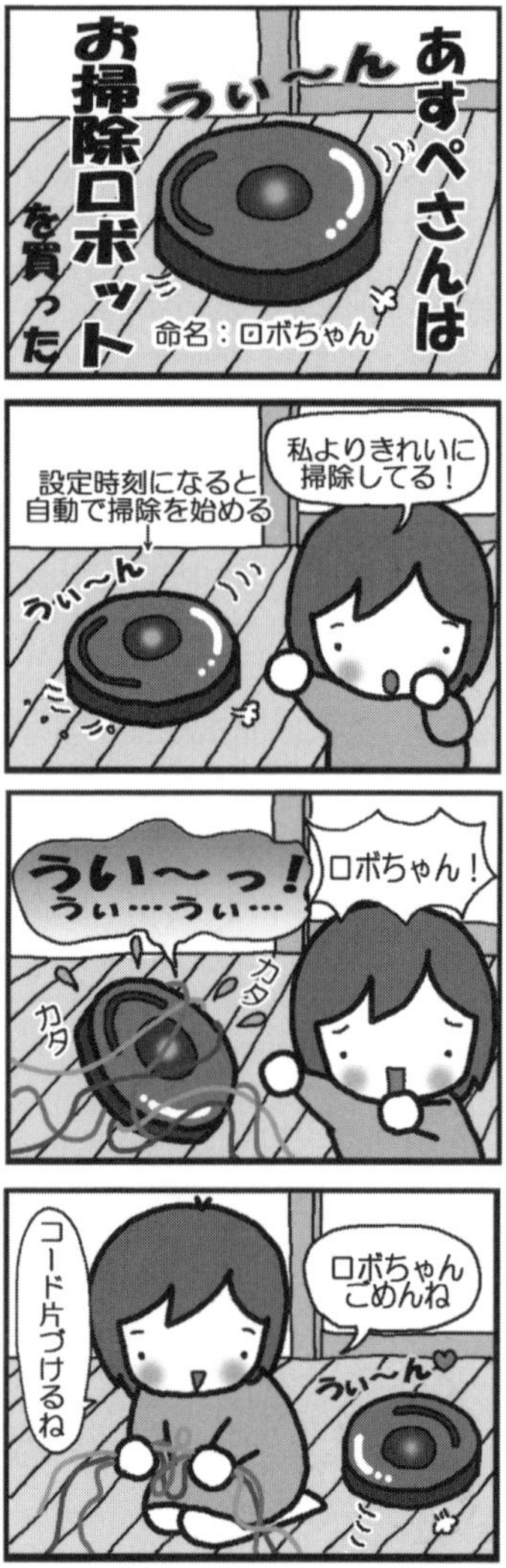
あすぺさんは
お掃除ロボットを買った
うぃ～ん
命名：ロボちゃん
私よりきれいに掃除してる！
設定時刻になると自動で掃除を始める
うぃ～ん
ロボちゃん！
うぃ～っ！
うぃ…うぃ…
カタ
カタ
ロボちゃんごめんね
コード片づけるね
うぃ～ん♥

自動お掃除ロボットを買いました。うれしくて、このお掃除ロボットに「ロボちゃん」と名前を付けました。

さっそく、ロボちゃんのスイッチを入れると、ウィ――ンと言いながら、部屋のすみずみまで動いていって、きれいに掃除してくれました。すごいです！

ロボちゃんは、物があるとそれを避けて掃除します。しかも、私だとめんどうくさくて掃除しないところまで、入っていって、きれいに掃除してくれるのです。同じところを何度も通過して、入念に掃除してくれます。さらに、曜日ごとのスケジュール機能搭載なので、お掃除の開始時間を設定しておくと、自動的に掃除を始めてくれます（もちろん、毎日、掃除するように設定しました！）。

明らかに、私の負けっ！　私は、こんなにきれいに掃除できません。掃除機を使っても、四角い部屋を丸く…どころか、真ん中へんだけちょちょいで終わり。しかも、月に一回するぐらいです。ちゃぶ台の下なんて、めんどくさくて三回に一回ぐらいしか掃除しません。それに比べ、このお掃除ロボットは、自分が入って行けるスペースなら、どこへでも入って行って、きれいにお掃除してくれます。掃除後のゴミポケットを見たら、「こ、こんなに？」というぐらい、ぎっしりゴミを吸い取っていました。たったの二回掃除しただけなのに……（どんだけ、汚い部屋だったんだか）。

しかし、このロボちゃん、コード類がものすごく苦手なのです。特に細くてやわらかいコードが苦手で、絡まって動けなくなってしまいます。うぃ…うぃ…と、がんばってもがくのですが、力尽きてしまいます。ロボちゃんの機能は、変えることができません。苦手なコードを、ロボちゃんは克服できないのです。

では、ロボちゃんは「役立たず」なのでしょうか。コードぐらいで引っかかって力尽きてしまうなんて、使い物にならないのでしょうか？

いいえ。そんなことはありません！　コードさえなければ、すばらしい能力を発揮して、床をぴかぴかに仕上げてくれるのです。明らかに、私が掃除するよりもきれいに！

こんなにすばらしい能力を持っているのに、コードのことだけで、「使い物にならない！」と投げ捨ててしまうなんて、全くの愚行です。ロボちゃんの能力を最大限発揮できるように、少し環境を改善すればいいのです。

そこで私は、床をはっていた無数のコードをまとめて上に上げたり、配線カバーを買ってきて、コードがむき出しにならず、部屋の端を通るように改善しました。

すると、ロボちゃんは、絡まることもなく、ご機嫌でスイスイと徹底的にお掃除をして、部屋をぴかぴかにしてくれました。

そんな様子を見ていて、はっ！　としました。

発達障害への支援もコレと同じじゃないか……。

ロボちゃんは、コードがものすごく苦手です。けれど、コードさえなければ、ロボちゃんは、すばらしい能力を発揮して、部屋をぴかぴかにしてくれます。私が掃除するよりも、はるかにきれいに掃除する能力があるのです。

ですから、コードが絡まないような工夫をして、ロボちゃんが困らない環境を用意することで、その能力が最大限に発揮されて、仕事を完遂できるのです。

これを発達障害の人への支援に当てはめて考えてみましょう。

どうしても苦手なものがある。けれど、それさえなければ、すばらしい能力を発揮できる。ほんの少しの工夫によって、困らない環境を用意することで、その才能が最大限に発揮できて、人の役に立てたり、すばらしい成果を残すことができる。

そして、もう一つ。床をはいまわっていたコードをきれいにして感じたことがありました。実は、私自身も「コードが邪魔でずっと目障りだった」ということ。「邪魔だな」「見た目が悪いな」とずっと感じていたんです。だから、きれいにして、とても気持ちよかったです。

そう、人間はコードがはっていても、それを避けて歩くことができます。だから、「多少不便でも、ま、いっか」と、不便をそのままにしていたわけです。私にはその程度のことでも、ロボちゃんにとっては、コードは「邪魔」程度ではなく、「格闘を余儀なくされる、最大の障害物」なのです。

今回、「ロボちゃんのために」と考えて、コードを処理しました。しかし、**結果として、それは私自身にとっても、住みやすい環境になったのです**（コードに足を引っ掛けることもなくなりました）。

定型発達の人にとっては、「ま、いっか」と思えるようなこと。しかし、発達障害の人にとっては、それが太刀打ちができないほどの難しいことであったりします。

そのときに、「なんで、できないの！」と言うだけでは、才能を発揮できず、「足を引っ張る」存在でしかなくなります。コードに絡まり、力尽きてしまったロボちゃんのように……。

けれど、その「ちょっとめんどくさい」を、「便利」に改善することで、障害がない人も居心地がよくなるし、発達障害の人も障壁がなくなって、才能を発揮してすばらしい成果を上げることができるのです。「足を引っ張る」存在どころか、「みんなを引っ張っていく」存在にすらなりうるのです。

そう。ロボちゃんが、コードのない床を、髪の毛一つ落ちていないほどぴかぴかに掃除してくれたように。

お掃除ロボットから支援のあり方を考える(2)

～もっと信用してね～

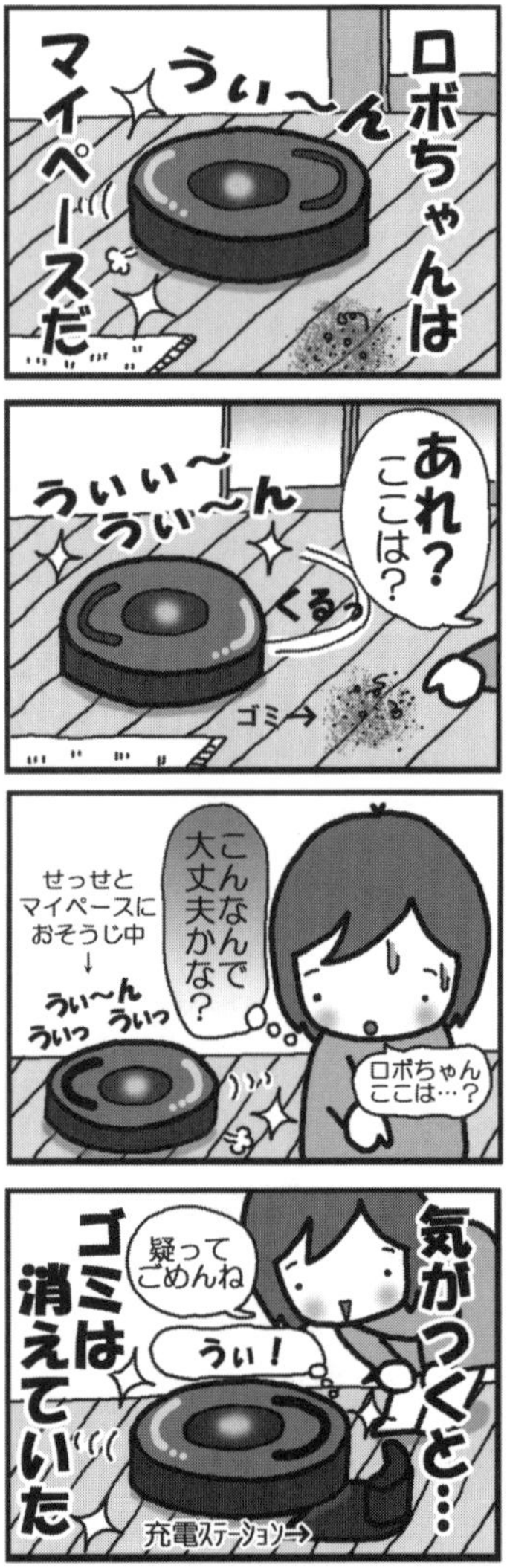
ロボちゃんは
うぃ～ん
マイペースだ
あれ？ここは？
うぃい～
うぃ～ん
くるっ
ゴミ→
こんなんで大丈夫かな？
せっせとマイペースにおそうじ中
↓
うぃ～ん
うぃっ
うぃっ
ロボちゃんここは…？
気がつくと…
ゴミは消えていた
疑ってごめんね
うぃ！
充電ステーション→

お掃除ロボットの「ロボちゃん」の掃除の仕方を見ていると、ゴミがすぐ横にあるのに、くるっと向きを変えてどこかへ行ってしまうことがよくあります。

私の部屋は物が多いこともあって、ロボちゃんはぶつかると方向を変え、なんだかよくわからない順番で掃除をするのです。そして、ゴミをほったらかして、別のところへ行ってしまいます。

「そっちは、さっき掃除したやんか～」。そんな私の思惑など気にする様子もなく、ロボちゃんはマイペースに掃除をしています。

私はしばらく他のことをしてから、ゴミがあった場所へ戻ってきました。すると、さっき無視されたゴミが、ちゃーんときれいに掃除されていて、ロボちゃんはその周辺を入念に掃除していいます。そして、掃除を終え、充電ステーションへと帰っていきました……。

ロボちゃんは、プログラムされたとおりに動いているので、人間の感覚からすると、非効率的な動きをしているように感じられます。すぐ横にゴミがあっても、無視してちがうところへ行ってしまいます。一回でそこを集中的に掃除するのではなく、何回も行ったり来たりします。そんなロボちゃんを見て、「なんか効率悪いなぁ…」と感じていました。

けれど、最終的には、すべてのゴミがきちんと吸い取られて、〝効率よく掃除できるはず〟の私よりも、ロボちゃんは格段にきれいに掃除ができるのです。

そう、「効率が悪い」と感じるのは、あくまでも人間の感覚にすぎません。周囲にゴミがあることを認識できる人間にとっては、見えているものを無視して行くことは、非効率に感じられるのです。

しかし、人間のような目をもたないロボちゃんにとっては、部屋全体をくまなく掃除できるようプログラムに沿って（計算して）掃除を遂行するほうが確実なのです。そのほうが、「部屋全体をきれいにする」という最終目標を達成できるのです。

もしも、私が、「そっちじゃないよー！」と、ロボちゃんを捕まえて、無理やりゴミのところへ持っていったとしたら…ロボちゃんは、連れてこられた場所のゴミは吸い込むかもしれませんが、その後はプログラムに沿って動くだけです。そうすると、人によって移動させられてしまったことで、本来なら通るはずの場所を通過しなくなってしまったかもしれません。つまり、「部屋全体を掃除する」という目的を達成できなくなるのです。

そう。ロボちゃんにとって、目的達成のための「最善の方法」は、プログラムされた方法で、掃除をするということなのです（作った人が、ロボちゃんにとっての最善の方法を組み込んでいるのですから！）。

それを、「人間の感覚に合わない！」といって、勝手に移動させたりするのは、全くのまちがいなのですよね。人間のエゴです。しかも、自分でロボちゃんの邪魔をしておいて、「ゴミが残ってるじゃない！　部屋全体を掃除できないなんて、使えないわね！」と、怒ったとしたら、どうでしょうか？

ただの逆ギレですよね。ロボちゃんには、ロボちゃんにとって最善の方法がある。その方法を、邪魔しておいて、うまくいかないからといって、怒るなんて！　ロボちゃんのやり方ですべてをやらせてあげれば、きちんと仕事がこなせるのに。

これって、まさに、発達障害の人への支援のあり方そのものだと思うのです。

ある目的を達成するために、発達障害の人にとって一番やりやすくて完成度の高い方法があったとします（例：カメラアイの人にとっては、眺めることが最高の記憶方法です）。けれど、その方法は、他の人から見ると非効率的であったり、そんな方法でできるわけがないと感じるものであったりします（例：カメラアイでない人にとっては、眺めるだけよりも、書くか、音読したほうが覚えやすい）。そして、多くの場面で、「そんな方法より、こうしなさい！」と押しつけられるのです（例：カメラアイの人に、書いて覚えなさいと強要する）。

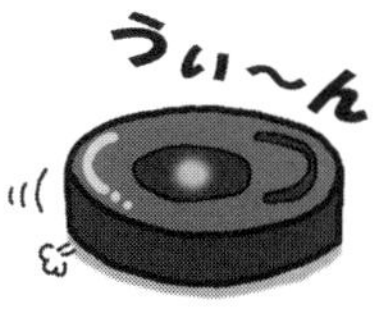

その結果、発達障害の人は自分にとっての効率的な方法を封じられてしまい、目的を達成することができなくなってしまいます（例：カメラアイの人は書いても覚えにくいので、結局、記憶できなかった）。そのあげ句に、「この人、使えないわね～」「そんなことも、できないの？」と、言われてしまうのです。

けれど、これは、先ほどの話の、「ロボちゃんを勝手に移動させて、逆ギレしている人間」と同じではないでしょうか？

本人にとって非効率的な方法を押しつけておいて、できないのは当たり前ですよね。相手がどのような人であっても、自分にとっての最高の方法が、他人にとっても最高であるとは限らないのです。ましてや発達障害の人の場合は、他の人が感じるちがいよりも、もっと大きなちがいがあるのですから。

発達障害の人へのアドバイスとして、自分自身に適した方法を自覚して、周囲に惑わされることなく、「最終的な目的を達成する」ことに重点を置いて考えるといいと思います。最終的な目標が達成できれば、誰も文句を言わなくなります。むしろ、その完成度が他の人よりも高ければ、「この人にしかできない特技」として認められることになります。

初めのうちは非難されるかもしれません。説明しても信じてもらえないかもしれません。**それなら、実績で示せばいいのです。**

なによりも、周囲に惑わされて、自分をダメにしないでください。そして、そんな自分をダメだと思い込まないでください。必ず、自分に適した方法があるはずです。

電車が大好きなのはなぜ？

～電車が安心～

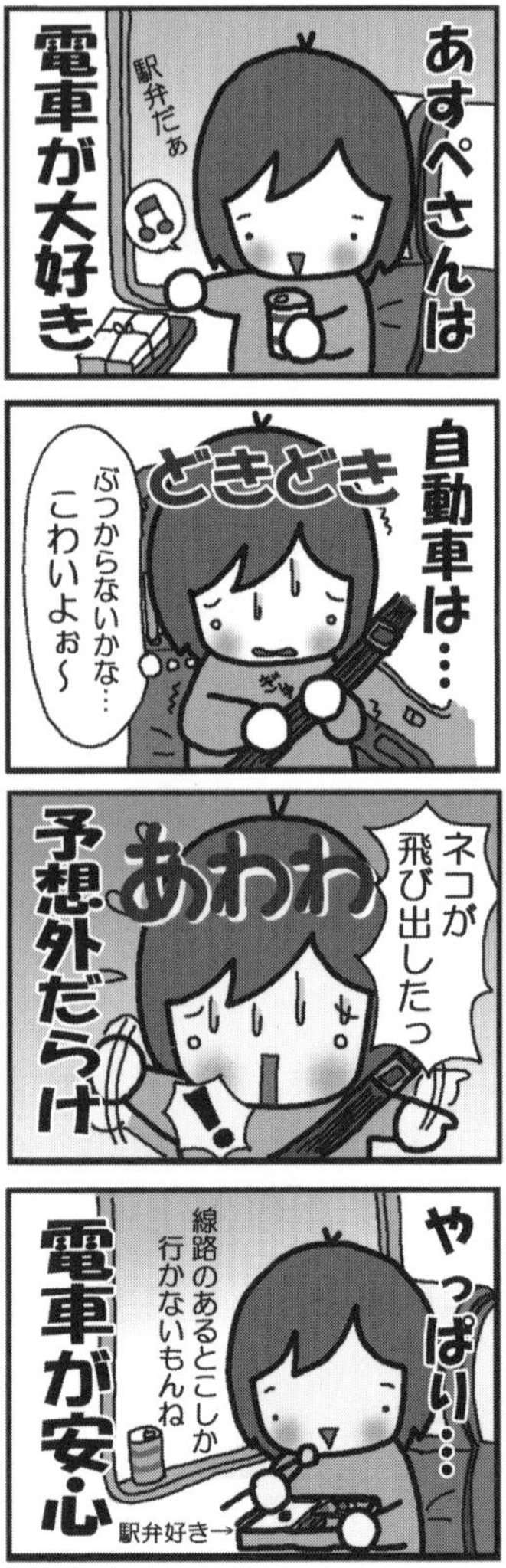
あすぺさんは
電車が大好き
駅弁だぁ
自動車は…
どきどき
ぶつからないかな…
こわいよぉ～
ネコが飛び出したっ
あわわ
予想外だらけ
！
やっぱり…
線路のあるとこしか
行かないもんね
電車が安心
駅弁好き→

私は、子どものころから電車が大好きです。

電車に乗ることも好きですし、鉄道路線図を見るのも好きです。東京－大阪間を、時刻表を片手に各駅停車で旅したこともあります。新幹線も特急列車も好きです。トワイライトエクスプレス（大阪－札幌間の豪華特急）は、私の中では「いつか乗りたい列車ナンバーワン」です。

その一方で、自動車はあまり好きではありません。

私は注意散漫すぎて自動車の運転はあまりに危険すぎるため、免許は取らないことに決めています。それだけではなく、（バスを含む）他人が運転する車に乗るのも怖いのです。

昔、よく助手席に乗ってドライブしたのですが、いつも「何か飛び出さないかな、対向車が突っ込んでこないかな……」と、ドキドキしながら、一生懸命に前を見ていました。それほど注意して見ていても、赤信号や標識、左右の車、人、建物に私は気付かないのに、なぜか運転している人は気付くのです。

ましてや、運転している人と話を始めると、私は前を見ているようで見えていません。自分では見ているつもりなのに、全く意識に入ってこないのです。でも、運転している人は、話をしながらでも、いろいろなことを見て判断して運転しているのです。

ある日、山道を走っていると、突然、道の真ん中をカラスが歩いていました。しかも、車が近づいているのにゆうゆうと歩いています。私は、びっくりして大パニック！

「わぁぁぁ！　か、カラス！　カラス！」

大きな声で叫んでしまいました。もちろん、運転している人はきちんと前を見て運転をしていますから、わざわざ教えるまでもなく見えています。

「急に大きな声出したらびっくりするやろ！　そんなことぐらいで騒ぐな！」

と、怒られてしまいました……。でも、カラスをひいてしまうんじゃないかと思ったら、怖くてびっくりしてしまったんです……。私にとっては一大事で、心臓がバクバクしていました……。

もしも、私が運転をしていたら、パニックで急にハンドルを切ったりブレーキを踏んだりしていたかもしれません。カラス以外の状況は全く見えなくなっていましたから……。

それ以外にも、走行中にフロントガラスに虫がくっ付いただけでも気が気ではなく、横を大きなトラックが走るだけでもびくびくしたり……。とにかく、**自動車に乗っていると、予想外のことがいっぱいで、ドキドキしどおしで心が休まりません。**一時期は、ジェットコースターに乗る気分でどきどきを楽しんだこともありますが……。やっぱり、車は苦手です。


それに比べて、電車の安心なこと！

日本の電車は、ほぼ時刻どおりに発車して、時刻どおりに到着します。しかも、線路があるところしか走りません。線路のないところへ勝手に行くことはありません。車内は、（当たり前ですが）自動車よりも広いですし、安定しています。線路の上ですから、突然、横から車や人が出てくることも（普通は）ありません。

そして、ゆったりと座って、窓から見える景色は、どんどんと変わります。車が走っているところよりも、電車のほうが景色がよいことが多いです。特急列車なら、お弁当を食べて、お茶を飲みながら過ごせます。そして、一定のリズムのガタンゴトンの揺れが、なんとも心地いいのです。ああ、幸せ！

圧倒的に予想外のできごとが少ない乗り物。それが電車なのですよね。予想外のできごとにパニックを起こしてしまう私にとっては、電車は最高に安心して乗れる乗り物なのです。

4章 子ども時代の凸凹成育

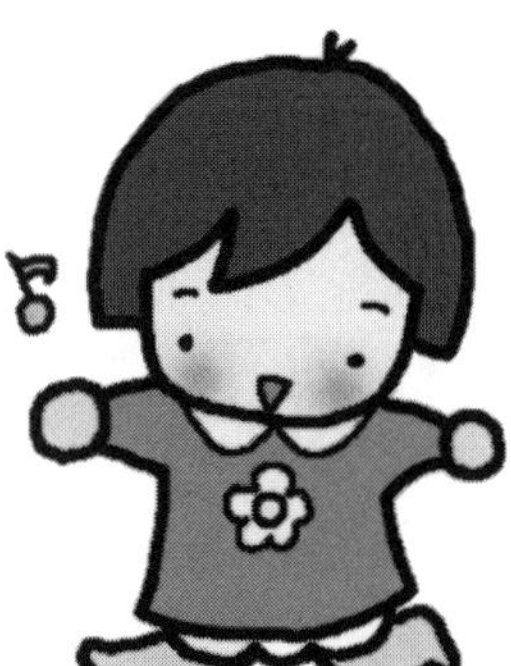

無条件に「自分が悪い」と感じてしまう

〜どっちがわがまま？〜

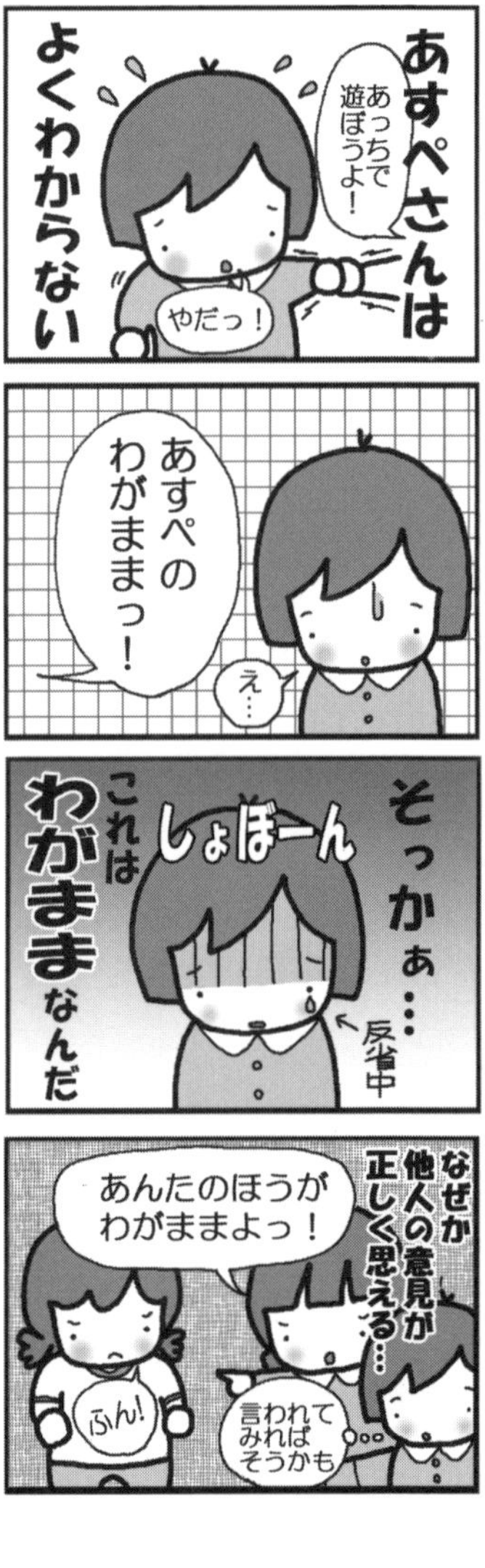
あすぺさんは
よくわからない
あっちで遊ぼうよ！
やだっ！
あすぺのわがままっ！
え…
そっかぁ…
これはわがままなんだ
しょぼーん
反省中
なぜか他人の意見が正しく思える…
あんたのほうがわがままよっ！
ふん!
言われてみればそうかも

中学生のころ、仲のよかった友だちがいました。

中学生の女子といえば、お弁当も一緒、トイレも一緒、帰りも一緒、なんでも一緒に行動するのが友だち…という風習（?）があります。その友だちの誘いや提案を断ると、必ず、「しーたはわがまま！　こういうときは、付き合うモンや！」と言うのです。

私は、そう言われると、「そうなんかぁ。自分がイヤなことを断るのはわがままなんや」と思って、イヤイヤ付き合うことが多くありました。

ある日、別の友だちが、「あの子、ものすごいわがままやろ。よう、しーた付き合ってるなぁ」と言われてびっくりしたのです。「相手が自分よりもわがまま」だと考えたことがなかったのです。なぜか、自分は世界で一番（?）わがままだと思っていました。

確かに、その友だちに「わがまま」だと言われて、理不尽と思いましたが、「そう考えること自体が、わがままなのだ」という点については、何の反論もなく認めていたのです。

ちょっと、具体例を挙げましょう。

友だち「トイレに行きたいからついて来て」

私「別に今行きたくないから、行ってきたら」

友だち「友だちやったらついて来るのが当たり前やで！　しーたはわがままやわ！」

私「……」

この「……」のときの私の気持ちは、こんな感じです。

（1）トイレに行きたくないのに、なぜついて行く必要があるのだろう。意味がわからない。

（2）意味はわからないけれど、こういう場合は、〝自分の気持ちとは無関係に〟ついていくのが当たり前の行動らしい。

（3）つまり、「トイレに行きたくない」と気持ちを表現することは〝わがまま〟なのだ。

（4）確かに、私は子どものころからわがままだと言われてきた。だから、私を〝わがまま〟だという友だちのほうが正しいにちがいない。

（5）あぁ、どうして、思ったことを言っただけなのに、〝わがまま〟になるんだろう……。

（6）そうか。自分の思ったことを言ってはいけないにちがいない。〝自分の意見を言う〟ということ自体が〝わがまま〟なんだ……（←自分の気持ち確定＆脳にインプット）。

（7）私の悪い面をきちんと指摘してくれるのだから、この友だちは、とてもよい友だちだ。

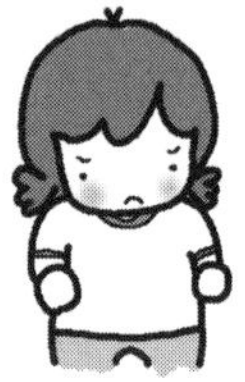

というように、むしろ、この友だちを〝よい友だち〟だと感じてしまっていました。

今、冷静に考えると、彼女はかなり言いたいことをズバズバ言う性格で、わがままな面がありました。とはいっても、この友だちの場合は表裏のない子だったので、だまされたり、意地悪されたりということはありませんでした。とてもよい友だちだったと思います。

しかし、このエピソードが示すように、私は、他人から「あなたが悪い！」と言われると、無条件に「自分が悪いのだ」と、思い込んでしまうのです。しかも、指摘した人を〝よい人〟だと感じてしまいます。

もちろん、第三者の意見が「当事者よりも冷静だ」ということは、一般的に言われることです。しかし、コレは、第三者の意見が「常に１００％正しい」ということではありません。普通なら、他人からの意見を聞いて、それが本当に正しいかどうかを判断しようとします。無条件に、「他人の指摘＝正しいこと」「自分の考え＝まちがったこと」と考えてしまうことはないのです。

しかし、私の場合は、「理不尽！　納得できない！　おかしい！」と思っても、〝他人の指摘を拒否する気持ちは優先してはいけない〟ものと考えてしまうのです。

こんな考え方のために、うつ病になってしまいました。その原因について考えたとき、「無条件に自分が悪いと思い込んでいる」ことに気が付きました。

それ以来、できるだけ、私が悪いと指摘されたことについて、**すべての先入観・感情的なものを除いて、問題の根本原因にまで考えを深め、問題を分析するようにしました。**

とはいっても、無意識の領域に深く根付いている「デフォルト=自分が悪い」は、消すことができません。けれど、昔とちがうのは、「いや、まてよ。ちがうのでは?」とストップをかけられるようになったことで、無用な罪悪感に悩まされることが、大きく減ったことです。

そして、正しい価値判断をできるように、お手本となる人を探しました。それまで、相手の指摘がすべてにおいて優先されていたので、自分の判断基準がなかったのです。ですから、自分が納得できる判断をする人を参考にして、〝自分の判断基準〟を作るようにしたのです。

みなさんは、無条件に「自分が悪い」と思いこんでしまうクセはありませんか?

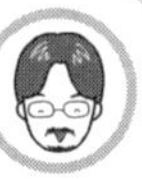

―田中康雄の一言―

ちがいに悩み始めること、自分が悪いと思うこと

自分の存在そのものに戸惑い、他者と比べて自己卑下や自信のなさを抱く…これは思春期になると誰もが持ちやすい心境です。自分に疑いを持つこと、悩みを抱くことは成長の証というか、必要な作業なのかもしれません。ただ、アスペルガー症候群のある人は、これまでもずっと自分というありように戸惑いをもって生きていました。そもそも自分という存在は、他者からの評価によって作られていきます。その評価を得にくかった場合、基盤としての自分が脆く、思春期以降に再度危うくなるかもしれません。「それでよいのだよ」という他者評価が得にくいと、自分自身の中で私はまちがっていないと思い込むか、私が悪かったのだと自責的になるかしかありません。これは、青年期以降の課題へと続いていきます。

断ることは悪いこと？

〜なんでわがまま？〜

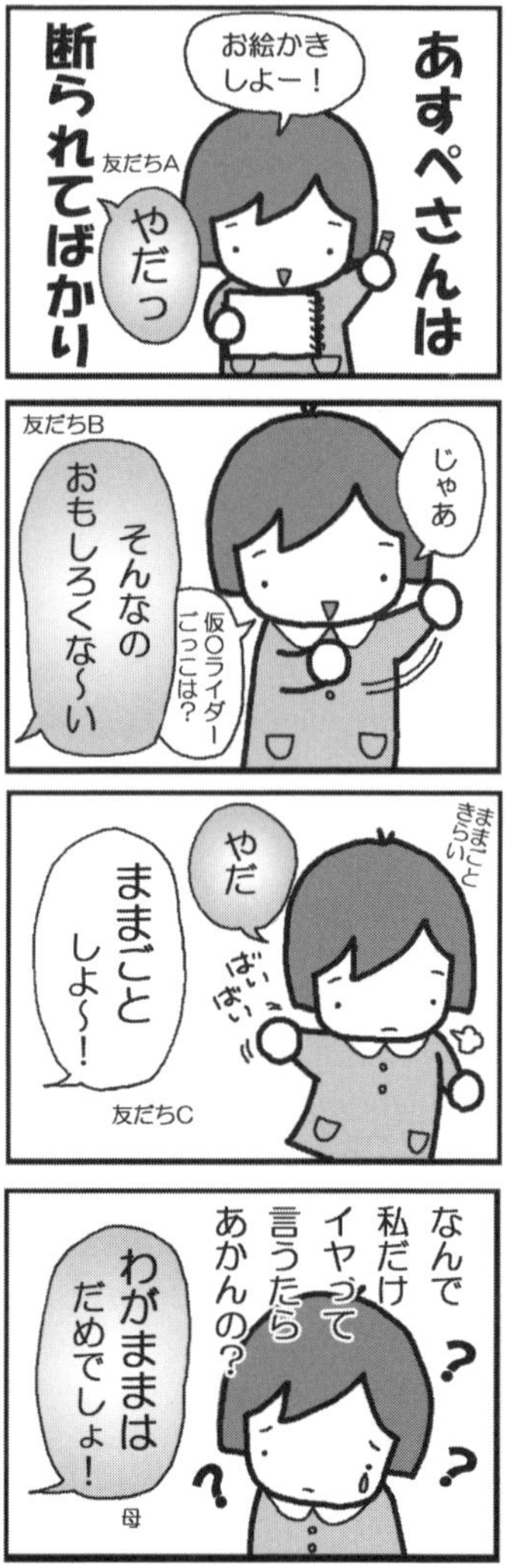
あすぺさんは
断られてばかり
お絵かきしよー！
友だちA
やだっ
友だちB
じゃあ
仮○ライダーごっこは？
そんなのおもしろくな〜い
ままごときらい
やだ
ばいばい
ままごとしよ〜！
友だちC
なんで私だけイヤって言うたらあかんの？
わがままはだめでしょ！
母

アスペルガー症候群の子どもは、他の多くの子に比べて、何事に対しても好みがかなりちがうようです。私もそうでした。

幼稚園に入るまで、近所の年の近い子どもたちと遊びました。しかし、私がしたい遊びは、たいていの場合、断られてしまうのです。

私が好きだったのは、絵を描くこと、泥団子を作ること、工作すること、紙ひこうき、だるまさんがころんだ、ヒーローごっこなどなど、どれも私の周囲の女の子の間では不人気なものばかり……。だから、たいていの場合、「イヤ」って断られました。我慢して付き合ってくれても、すぐに違う遊びにに変えられてしまいました。

そして、何よりも大嫌いだったのが…ままごと！　これだけは、いつも数分で我慢の限界がきてしまいました。でも、女の子って、ままごとが好きなんですよね。しかし、私はままごとの面白みがぜんぜんわからなかったんです。

友だち「はーい、ごはんができまちたよ」（泥団子を出される）

私「……（泥団子やん）」

友だち「食べるマネしてよー」（イヤイヤ、食べるマネをする）

私「（アホくさ――っ！しょせん、ニセものやん！　食べるマネなんかして、アホみたい！やってられんわ――！）」

友だち「じゃあ、コレ…」（ちがうものを出され、我慢が限界に達する）

私「帰る～。ばいば～い（こんなアホなこと付き合ってられへんわっ！）」

と、いつも耐え切れず帰ってしまうのです。

すると、母が「また帰ってきたん？　ちゃんと、自分のやりたくないことでも、我慢して合わせてあげんといかんでしょ！」「わがままはいけません！」と、怒るのです。

しかし、私は内心不満でした。私が提案したことは、たいていの場合受け入れてもらえず、付き合ってくれても、途中で放り出されることが多いのに……。

さて、ここで、冷静に考えてみましょう。

多数派の子どもは、例えば、10回のうち、少なくとも半分は受け入れてもらえるでしょうし、残りの半分も、自分の趣味とかけ離れた遊びではなく、妥協できる範囲のものが多いでしょう。

つまり、自分の要求は、かなりの確率で受け入れてもらえるし、受け入れてもらえなくても、妥協できる範囲であることが多いのです。

多数派の子は、完全に拒否されることは少ないのです。ですから、断ったときに「わがままはダメ！」と怒られたとしても、これは10回のうち数回の経験にしかならないのです。

つまり、多数派の子どもにとっては、自分の要求が通らないことも、怒られることも「例外」的なできごとなのです。

しかし、私のようにアスペルガー症候群の子どもの場合は、コレが逆転します。

他の子が好まないことを好むために、自分の要求は、たいていの場合、拒否されてしまいます。しかも、興味の範囲がかなり狭いので、妥協できる範囲の代替案もほとんどありません。

つまり、10回のうち8回ぐらいは、完全拒否されたと感じるのです。

アスペルガー症候群の子どもにとっては、「自分の要求は、受け入れてもらえない」のが普通の状態になります。

もちろん、趣味が全然合わないのですから、相手の要求を拒否することも多くなります。10回のうち8回ぐらい……。そのたびに、「お前はわがままだ！　人に合わせなさい！」と、怒られてしまいます。

こうした経験を、物心がついたころから繰り返されているのです。この子どもは、どう思うでしょうか。

・自分の要求はめったに受け入れてもらえない。

・自分がやりたくないことを拒否すると、毎回「わがまま」だと怒られる。

これを、毎日のように繰り返すと…他の子の要求はいつも通るけれど、〝私だけ〟は要求が受け入れてもらえないのが当然。他の子は、拒否をしても許されるけれど、〝私だけ〟は、拒否することは許されない。私は常に受け入れてもらえない。

それは、私が「わがまま」だから。受け入れてもらうためには、自分の気持ちに関わらず、拒否をしてはいけないと、「経験的に学習」してしまうのです。

つまり、アスペルガー症候群の人が「自分は悪い」と思い込んでしまうクセの根底には、成育過程における「他人からの肯定・受け入れ経験の欠乏」という、非常に偏った体験からの「学習」が大きな原因ではないかと思うのです。

親に怒られないよう、友だちに嫌われないように、自分の身を守るために「学習」したことなのです。「自分が悪い」と思い込むことで、いじめられても、イヤだという気持ちとは裏腹に、心のどこかで相手の態度を肯定してしまうのです。「自分が態度を改めれば」と、過剰なまでに言いなりになってしまう…という方向に走ることもあるでしょう。あるいは、「自分はどうせ受け入れてもらえるはずがない」とあきらめて自暴自棄に走ることもあるでしょう。

そして、こうした体験を積み重ねるうちに、たまたま自分の要求を通す方法を見つけます。それは、**「思いっきりキレて、反論すること」**。我慢して、我慢して…そして、ある日キレます。

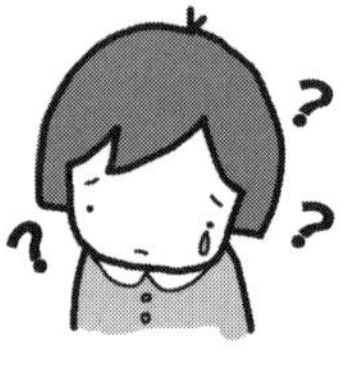

すると、どうでしょう。今まで、自分をバカにしていた人たちが、真っ青になって、自分の意見に耳を傾けてうなずいてくれます。

「ああ、なんだ。こんな風に言えば、自分の意見を聞いてもらえるんだ」

そう、「キレて言わなければ、人は耳を傾けない」と、「学習」してしまいます。

あるいは、相手が口を開く前に先制攻撃することで、自分の意見を相手に聞かせることに成功すれば、「なんだ、先に言った者勝ちだったんだ」「自分が悪いことを認めたら負けなんだ」と、「学習」してしまうことで、逆に「すべて他人が悪い」というタイプの人間になってしまうこともあるでしょう。

アスペルガー症候群の人は、コミュニケーションを「学習できない」というよりも、むしろ、発達障害ゆえに特殊な環境に置かれたがため、「普通とは異なることを学習」してしまったのです。

「自分の言葉に耳を傾けてほしい」がために、自分の数少ない〝成功〟体験から「学習」した結果なのです。けれど、皮肉なことに、これらの「学習」した方法は、「心から耳を傾けてもらう」ための正しい方法ではないのです。

こうした成育過程で培われた「自己否定感」の基礎の上に積み上げられるのは、まちがった形の〝成功〟体験ばかりなのです。

アスペルガー症候群の人は、どうすれば、正しい成功体験をして、正しい自己表現の方法を「学習」できるのでしょうか。本来なら、物心をつくまでに体験しているはずの、「受け入れられ体験」を、今から、意識的に体験できる環境を作らなくてはなりません。

それには、「支援者」が不可欠なのです。

それは、主治医、心理士、家族、友だち、先生、上司、発達障害の当事者…この中のどこか一か所だけでも、確実に自分を受け入れてくれる人がいる、と感じられる場所があれば、それで大きく変われるのです。

今、自分の周りには、支援者がいない…そう感じている人は、あきらめないでください。あなたが一番理解してほしい相手が、最初の理解者になるとは限らないのです。発達障害というのは、親子だから、夫婦だから、身近な人だから、という理由だけでは、理解できるような簡単なものではないのです。

ですから、まずは、視野を広げて「理解者」を確保してください。発達障害があっても、前に進むことはできます。考え方が変われば、おのずと理解者が増えてきます。

そうすれば、「一番理解してほしい」と思う人に、理解してもらえる日がくるのです。

今から、新しい成育過程を自分の手で作りましょう。

次にすることがわからない！

〜みんなどこに行くの？〜

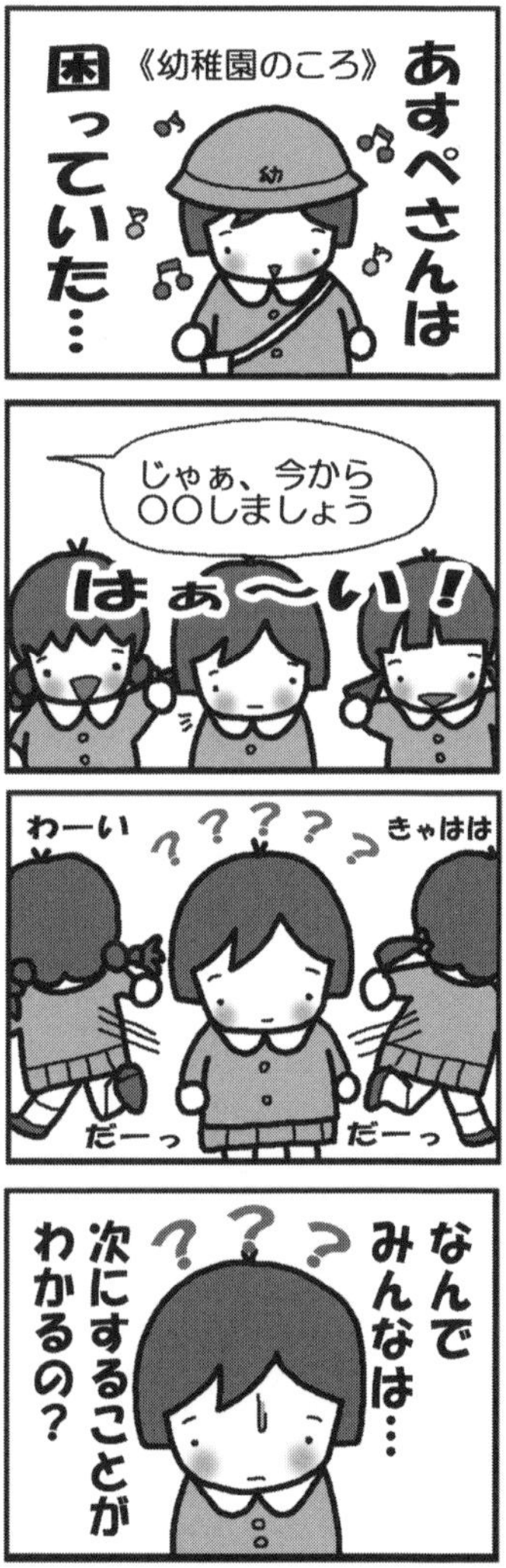
《幼稚園のころ》
あすぺさんは困っていた…
幼
じゃぁ、今から
○○しましょう
はぁ〜い！
わーい
きゃはは
だーっ
だーっ
なんでみんなは…
次にすることがわかるの？

幼稚園のころのことです。先生が「今から○○しましょう」というと、周りの子どもたちが、わーっと一目散に何か目的の場所へ走っていきます。

私は、何をするのかよくわからず、ぼけーっとして、周りの様子を見てから、「あぁ、なんか、ああいうことをするのかな？」と、ようやく動き始めることが多かったのです。

そして、ある日、ふと不思議に思いました。

「なんで、みんなは、次にやることがわかるんやろう？」

私には、先生の言葉だけでは、次に何をするのかがよくわからなかったのです。

この話を母にしたのは、大人になって、まだ発達障害であることを知る前、ちょうど「耳の聞こえが悪い」と悩んでいたころでした。それで、母が、「幼稚園のとき、いっつもワンテンポ遅れて、他の子の様子を見てから、あわてて動いてたんよ。もしかしたら、耳が悪かったから、聞こえてなかったんかもしれんなぁ」と、初めてその話をしてくれました。

今になって思うと、自閉症の特徴によるものだったのではないかと思うのです。先生の言葉や状況から、次の行動を予想できなくて、何をするかわからなかったのかもしれません。

もちろん、聞き逃しや聞きまちがえもあったでしょうし、体が弱くて幼稚園を頻繁に休んでいたので、みんなは一度経験しているけど、私は初めてだったからかもしれません。

ただ、先生の言葉や状況から判断したり、初めてのことでも周囲の動きから学習して、次からできるようになれば、徐々に「わからない」ことは減るはずです。

頻繁にあったことを考えると、どうもそうではなかったようです。やはり、具体的な指示がなかったので、次の行動を理解できなかった可能性が大きいと思います。

周囲を見て、恐る恐る動いている子どもがいたら、もしかしたら、話を聞いていないのではなく、聞いていても意味がわからないのかもしれません。注意して見てあげてくださいね。

私は、大人になっても、ときどき上司の指示の意味がわからないことがあるんですけどね。

おっちょこちょいだと思ってた

～うっかりに超が付く～

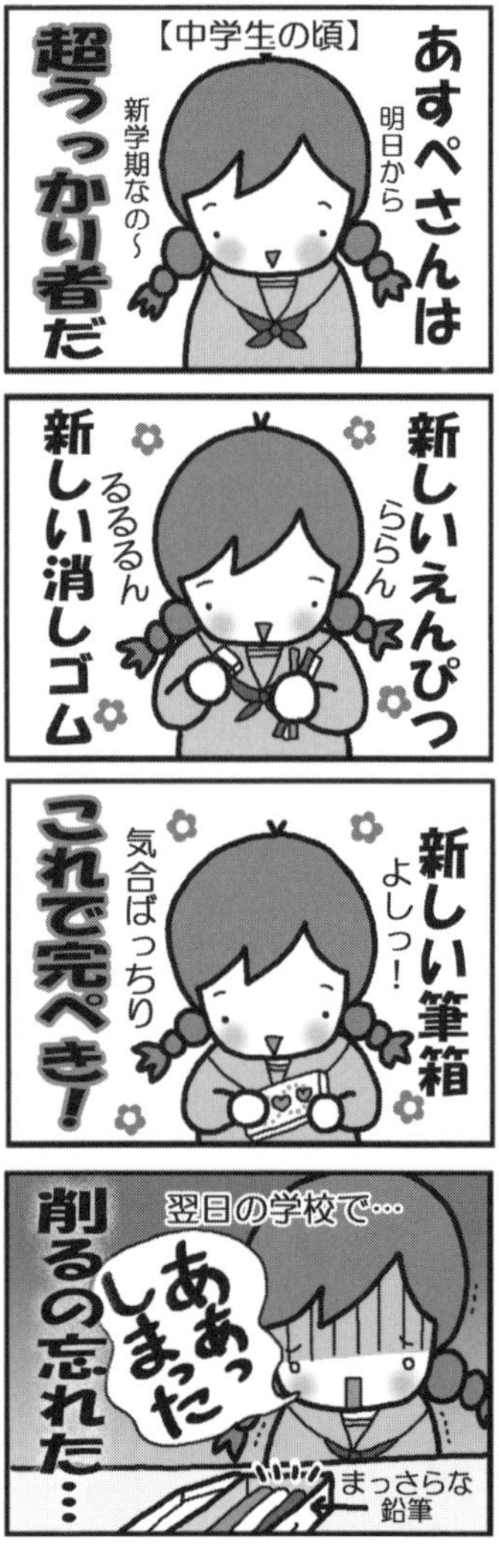
【中学生の頃】
あすぺさんは
明日から
新学期なの～
超うっかり者だ
新しいえんぴつ
ららん
るるるん
新しい消しゴム
新しい筆箱
よしっ!
気合ばっちり
これで完ぺき!
翌日の学校で…
ああっしまった
まっさらな鉛筆
削るの忘れた…

中学校一年生のころでした。

新学期に向けて、筆記用具を新しくそろえました。お気に入りのかわいい鉛筆、かわいい消しゴム、かわいい筆箱……。前日から、うきうき、るんるんな気分で、一人でニヤニヤしながら準備をしていました。「うーん、もう、完ぺき――っ!」。

そして、翌日、うきうきしながら学校へ行きました。もちろん、新しい筆箱を持って!

授業が始まって、筆箱（缶ペンケース）のフタをパカッと開けると、そこには…ぴっかぴかの削られていない、まっさらな鉛筆が並んでいました……。

「…あぁぁぁぁっ!」。授業中です。鉛筆を削りに行けません。それよりも、何よりも…自分の失敗が、おかしくておかしくて、笑いをこらえるのに必死でした。

仕方がないので、後ろの席の子に、「鉛筆貸して…。(パカッ) これやねん…」。その子は一瞬あっけにとられた後、必死で笑いをこらえながら鉛筆を貸してくれました。家に帰って、家族に話したら、大爆笑されました。

しかし、このできごとも、今にして思えば、発達障害の典型的な失敗なのですね。新学期、前夜の私は、「新しい筆記用具を学校へ持っていく!」ということにばかり注意が向いていました。

しかも、お気に入りでまっさら。**うれしいを通り越して、軽い興奮状態です。**こういう新しい物を買ったときは、いつも異様に興奮していたように思います。

筆箱にきれいに並べて入れて、眺めて、うっとり……。うっとりしすぎて、〝鉛筆は削らないと使えない〟ということを、すっかり忘れていたのです。そして、そのまま授業まで気が付かない……。

ただのおっちょこちょいだと思っていたのですが、これも発達障害ゆえの失敗だったのですね~。

我が家の「うっかり伝説」として、今でもときどき思い出話に登場します。

ミルク飲み人形の運命は？（1）

～もう興味なし！～

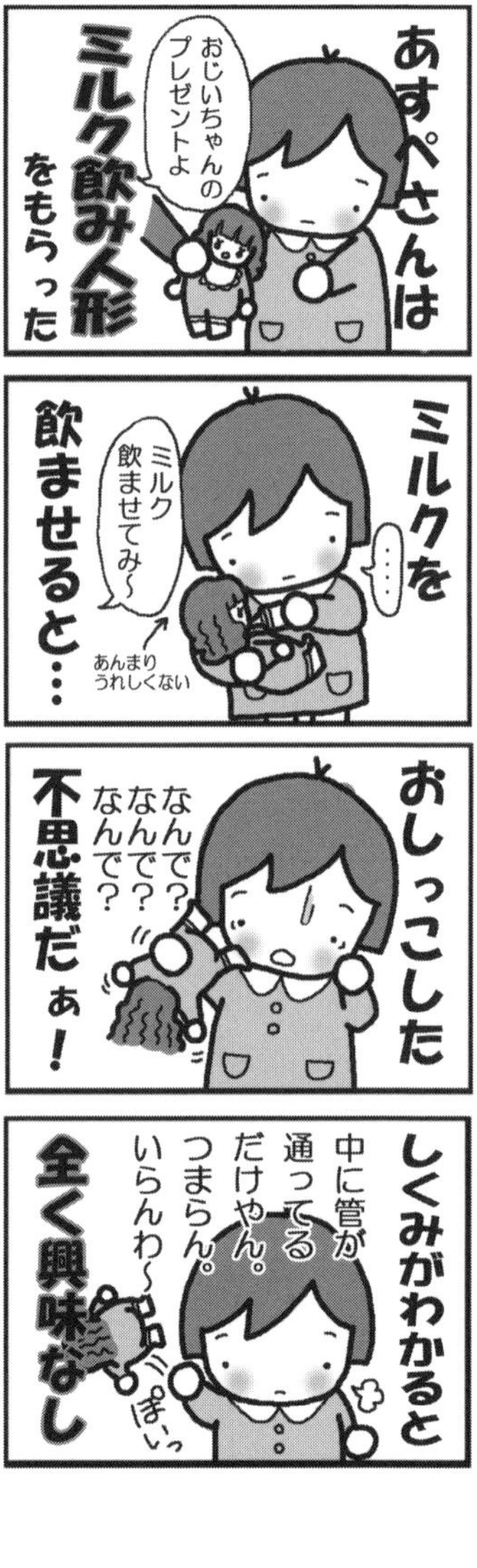
あすぺさんは
おじいちゃんのプレゼントよ
ミルク飲み人形をもらった
ミルクを
……
ミルク飲ませてみ～
あんまりうれしくない
飲ませると…
おしっこした
なんで？なんで？なんで？
不思議だぁ！
しくみがわかると
中に管が通ってるだけやん。つまらん。いらんわ～
ぽいっ
全く興味なし

小さいころ、おじいちゃんからミルク飲み人形をプレゼントでもらいました。正直なところ、ぜーんぜんうれしくありませんでした。

私は、小さいころから、お人形遊びが大嫌いでした。友だちが人形を使ってウニャウニャとしゃべっているのを見て、「アホちゃう？　しょーもなっ！」と思っていました。私にとっては、特撮ヒーローやロボットのほうがカッコよくて、そういうおもちゃが欲しかったのです。

そんな私ですから、かわいい、おめめぱっちりで、くるくるとパーマをしたミルク飲み人形をもらっても、ぜんぜんうれしくありませんでした。

でも、母が遊べと言うし、せっかくもらったので、ミルクを飲ませてみました。

すると「お人形が、おしっこした!!」。びっくりしました。飲ませると、ちょっと時間をおいてからおしっこするのです。それがおもしろくて、何回もミルクを飲ませました。「なんで？　なんで？」。飲ませては、人形をひっくり返したりのぞき込んだり…あげ句の果てには、服を引っぺがして観察しました。本来のお人形遊びとはほど遠い、私のヘンテコな行動……とにかく、自分が不思議だと思うと、「なんでそうなるのか？」を知りたくなるのです。

そのうち、哺乳びんからは水が出ていること、お人形の中には管が通っていることがわかりました。

「なーんだ。牛乳が透明なおしっこになったんじゃなくて、単に、白い哺乳びんから出ている水が、そのまま管を通って出ているだけかぁ」。仕組みがわかってしまったとたん、ミルク飲み人形は、ぽいっ！

私にとって、ミルク飲み人形は、おままごとの道具ではなく、単なるおもしろい手品のようなものでした。ですから、仕組みがわかると、つまり手品のタネがわかってしまうと、全くおもしろくもなんともなくなってしまったのです。あっという間に、ミルク飲み人形への興味はなくなってしまい、その後、しばらく見向きもしませんでした。

しかし…その後、このミルク飲み人形が、とんでもなく意外な用途で復活を遂げる日が来るのです…（驚きの結末は次ページへ！）。

もしも、お子さんが、ヘンテコな行動をしたら、それは、「なんで？」を解明しようともがいているのかもしれませんよ。**叱る前に、よーく理由を聞いてあげてくださいね。**

ミルク飲み人形の運命は？（2）

~人形が？に変身~

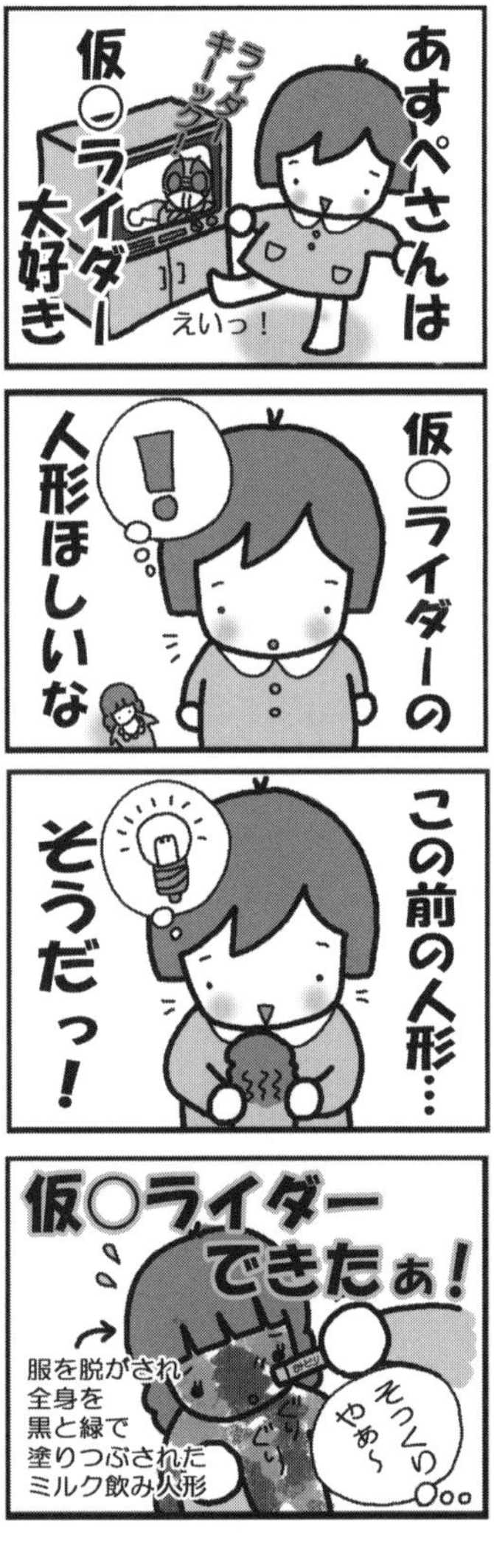
あすぺさんは
仮○ライダー大好き
ライダーキーック!!
えいっ！
仮○ライダーの
人形ほしいな
この前の人形…
そうだっ！
仮○ライダーできたぁ！
服を脱がされ
全身を
黒と緑で
塗りつぶされた
ミルク飲み人形
そっくりやぁ～

ミルク飲み人形…えらいことになってしまいました。

私は仮○ライダーが大好きでした。仮○ライダーのお人形が欲しかったんです。どうしても欲しかったんです！！

でも、親は買ってくれないし……。そんなとき、ふと目に入ったのが、この間もらったミルク飲み人形。「仮○ライダーって、中は人間やんなぁ…ってことは、人間の形のものに、服を描いたら仮○ライダーにできるんじゃ!?」。

さっそく、ミルク飲み人形の服を引っぺがし、黒と緑のクレヨンで、できるかぎり塗りつぶしました。肌の色が見えなくなるまで、頭から足の裏まで念入りに……。緑と黒で全身を塗りつぶすと、予想どおり、なんだか仮○ライダーっぽくなりました（あくまでも、このときの私の主観ですが……)。

「やったーーっ！　仮○ライダーそっくりやーーっ！　ちょっと、髪の毛が気になるけど…まぁ、自分で作ったんやし。これで十分」。緑と黒で塗りつぶされ、見る影もなくなったミルク飲み人形を、私は大満足で、満面の笑みを浮かべて眺めたのでした。

はたから見たら、ものすごく異様な光景ですよね……。

そして私は、あろうことか、得意満面でこの自作仮○ライダー人形の足を持って逆さにぶら下げ、近所へ出かけて行ったのでした……。

しかも、心の中で悪役をイメージして、仮○ライダーもどき人形の足をつかんで、ぐるんぐるん振り回しながら…「仮○ライダーー！　どうだーー！　まいったかーー！」「うあーーー！　くそっ！」。

私は一人遊びをするときは、人に聞かれると恥ずかしいので、声に出さず、こっそりと遊ぶ子どもでした。

はたから見ると、小さな女の子が、緑と黒に塗りつぶされた異様な人形の足を持って振り回しながら、にこにこして歩いている……。不気味すぎます……。

この姿を、近所のおばちゃんにしっかり目撃されていました。後日、母はこのおばちゃんから、こう言われたそうです。

「この間、あんたんとこのしーたちゃん、ものすごい人形の足持って、振り回しながら歩いとったでぇ～」。……ものすごい人形……たしかに。

こんな調子でしたので、近所では、そうとうヘンテコな子どもで有名だったようです。

こうして、おじいちゃんからプレゼントされたミルク飲み人形は、めでたく、仮〇ライダー（化け物？）へと改造され、その運命を全うしたのでした……。

みなさんのお子さんが、お人形やおもちゃを壊したら、理由を聞いてみてくださいね。もしかしたら、それは、破壊的行為ではなく、とっても創造的な行為かもしれませんよ。

語りあい、耳を傾ける

—田中康雄の一言—

自分の価値観や経験を駆使しても相手を理解することができないときがあります。そんなとき私たちは「想像を巡らす」ことで乗り切ろうとします。優れた文学や絵画、映画や舞台が、そうした能力を広げてくれるはずです。その想像したことを、相手に正しく伝えるために言葉が存在しています。以心伝心ではなく、きちんと言葉に気持ちを込めること、心の内を説明し伝えること、そして、相手の言葉に耳を傾けて一生懸命聞き取ること、相手の世界に少しでも近づくためには、こうした作業が不可欠となります。しかし、どんなに努力しても、重なり合うほどの理解には至らないということも知っておくべきでしょう。

伝言ゲームは苦手

〜伝言ゲーム？〜

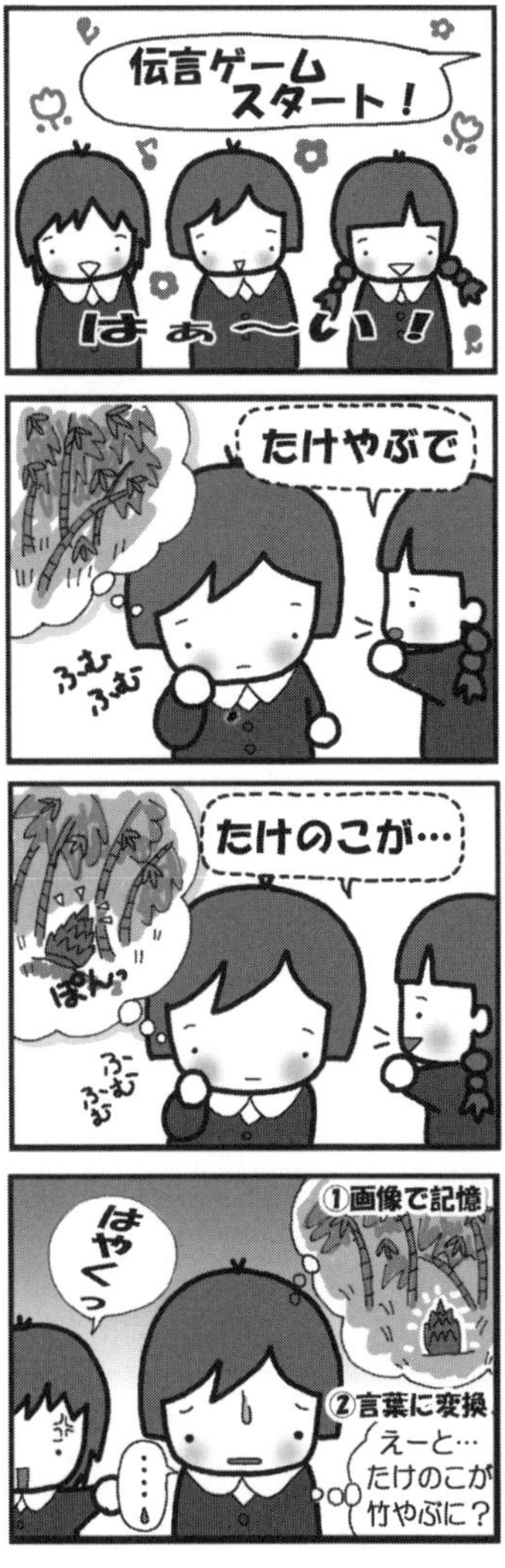
伝言ゲーム
スタート！
はぁ〜い！
たけやぶで
ふむふむ
たけのこが…
ぽんっ
ふーむふむ
はやくっ
①画像で記憶
②言葉に変換
えーと…
たけのこが
竹やぶに？
……

これは、私が小学校2年生のときの話です。

生まれて初めて伝言ゲームをしました。一列に並んで、ある文章を一番前の人に伝えて、そこから順に後ろの人にできるだけ聞いたとおりの文章を伝えるというゲームです。

私に伝言が回ってきました。それまで、私は記憶力がいいと親からほめられることが多かったので、短い文章ぐらい簡単に覚えて伝えられると思っていました。ところが……。

前の子から「竹やぶにたけのこが…云々」と伝えられました。

（ふんふん。わかった）

伝えられた内容はきちんと理解できました。そして、いざ伝えようとすると……。

（あれ？？？）

初めの一言だけしか覚えていないのです。どんなに考えても、次の言葉が思い出せません。でも、伝えられた「内容」はきっちりと覚えています。そう、**鮮明な「画像イメージ」として頭の中にはあるのです。**けれど、伝えられた「言葉そのもの」は一言め以外は、全く残っていないのです！

仕方がないので、何度も、前の子に聞きました。「なんで覚えられへんねん！」と、けげんな顔つきでした。言葉を記憶することを意識して一生懸命に聞いて、「覚えた！」と思っても、後ろの子に伝えようとすると、一言めしか出てきません。そうする間に、ほかのチームはどんどん伝わっていきます。

周りの子は「早くしぃ！」と怒り始めます。中には、私が伝言ゲームのルールを理解していないのだと思って、「聞いた言葉をそのまま伝えるだけやん！」と言う子もいました。

私は、ルールは理解しているけれど、どうしても耳から聞いた情報を、「言語」として保持できないので、「言葉そのものを右から左へそのまま伝える」ことができなかったのです。

結局、頭の中にある画像を言葉で表現して伝えました。もちろん、元の文章とは全く違っていたので、私のチームは惨敗でした。その後も、伝言ゲームのたびに同じ結果でした。

伝言ゲームだけではなく、他人に自分の考えていることを伝えることは苦手でした。高校生になるまで、とにかく私の説明は「わかりにくい！」と言われることがとても多かったのです。私は、画像的なイメージとして理解しているため、それを瞬時に「言葉」に変換する

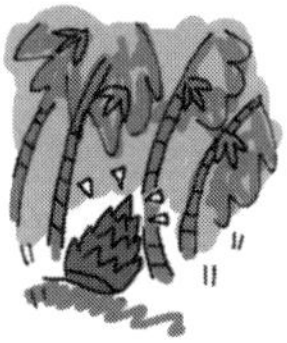

技術がなかったからだと思います。一般的にも、ある絵を見た人が、その絵の内容を見ていない人に伝えるのはとても難しいと思います。私のような「画像思考」の場合は、常にその説明を求められている状態だと言えます。

実は、ある英会話の本に、こんなことが書かれていました。

欧米では、国語の授業の中で、他人にできるだけ正確な情報を伝えるためのスキルを磨くカリキュラムがあるそうです。その中には、絵の内容を正確に相手に伝える、ということが練習の一つとしてあると。

私は、幸いにも、高校生のときに通っていた塾で、絵（グラフや図）を使って説明する数学の先生や、擬人化したり絵を多用したりして説明する物理の先生に出会ったことで、画像で理解し、その画像を的確に言葉（数学や物理の用語）に変換することを学びました。

その後は、意識的に「いかに頭の中の画像を言葉に変換するか」に力を注ぎ、説明をうまくできるようになりました。

ですから、私は思うのです。頭の中の画像を言葉として表現できずにもがいている多くの発達障害の人が、他人とコミュニケーションをとるために必要なのは、**「画像のイメージをいかにして言葉に変換するか」という技術を身に付けることではないか**、と。

あすぺさんのことわざ劇場 -2-

Proverb Theater

アスペルガー症候群の人は、こだわりが強いため、ささいなことで怒りを感じてしまいます。特に独特の正義感からくる怒りは、特徴的ともいえるでしょう。私も、こうした気持ちの制御が、とても難しいです。

怒《いか》りは敵《てき》と思《おも》え

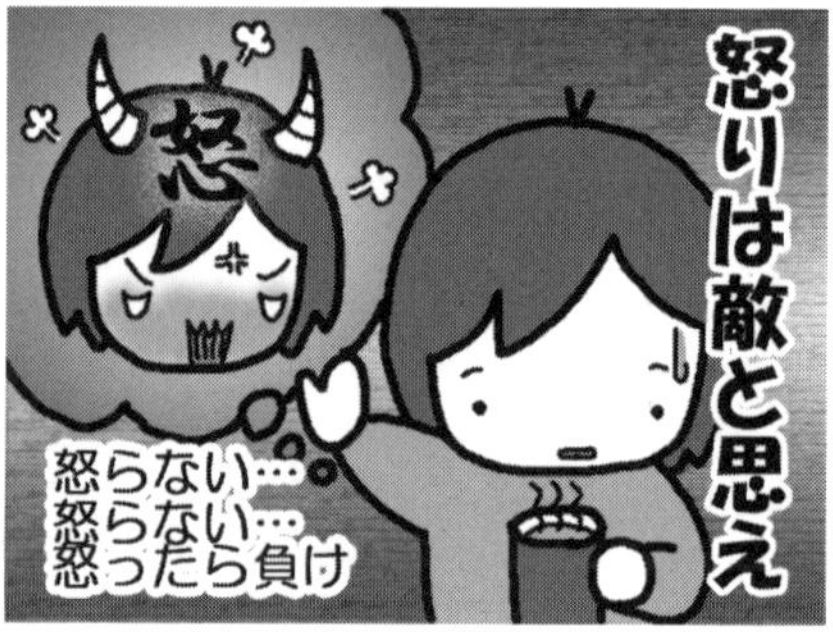

《意味》

怒りは慎むべきだという戒め

『用例でわかる故事ことわざ辞典』（学研）より

私自身が、冷静に自分自身の人生を振り返って考えたとき、**「怒り」によって得られたものは少ない**です。内なる「正義の怒り」は、何らかのプラスの行動の原動力へと変換できた場合には、よい結果が得られることがありました。

また、正義であれ悪意であれ「怒り」は、**感情的に外へ向かって表現してしまった時点で、マイナスの結果を導く**ものとなってしまいます。ましてや、暴力・暴言に走ってしまっては、自ら地獄へと飛び込んでいくようなものです。

怒りの感情を持つことそのものは、自然なことです。ただ、その怒りを「感情的に表現すること」が問題になるのです。

だからといって、「怒り」の表現を単に「我慢」するだけでは、自分自身の中で「怒り」が渦巻き、増幅し、怒りの炎で自分自身を内側から焼き殺してしまいます。

「怒り」は、**我慢するのではなく**、自分自身の中に納め、自分がよりよく行動できるための**原動力・起爆剤へと変換する**ことが大切なのです。

5章 社会適応するために

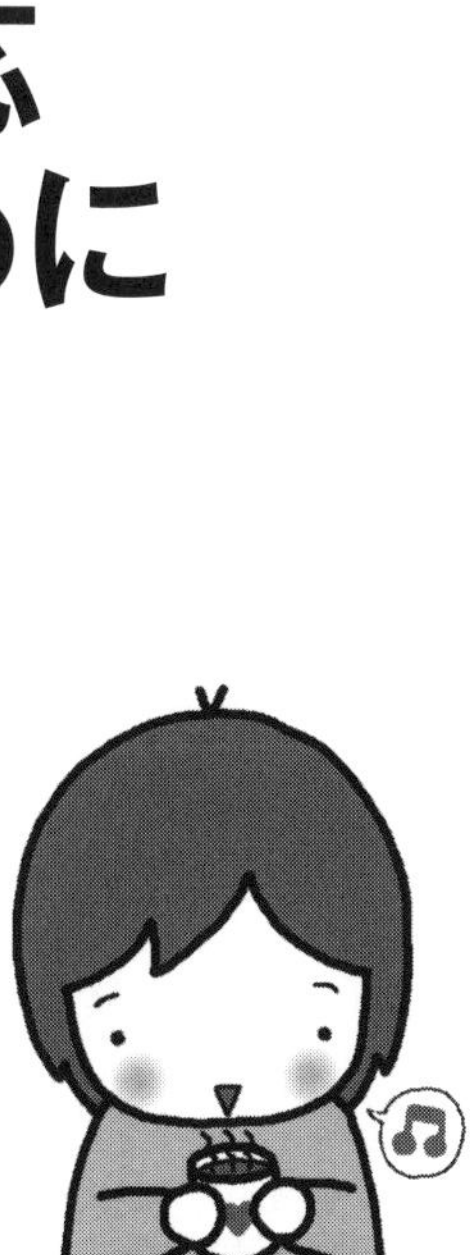

「劣等感」は自分の可能性を狭める？

〜ウサギとカメ〜

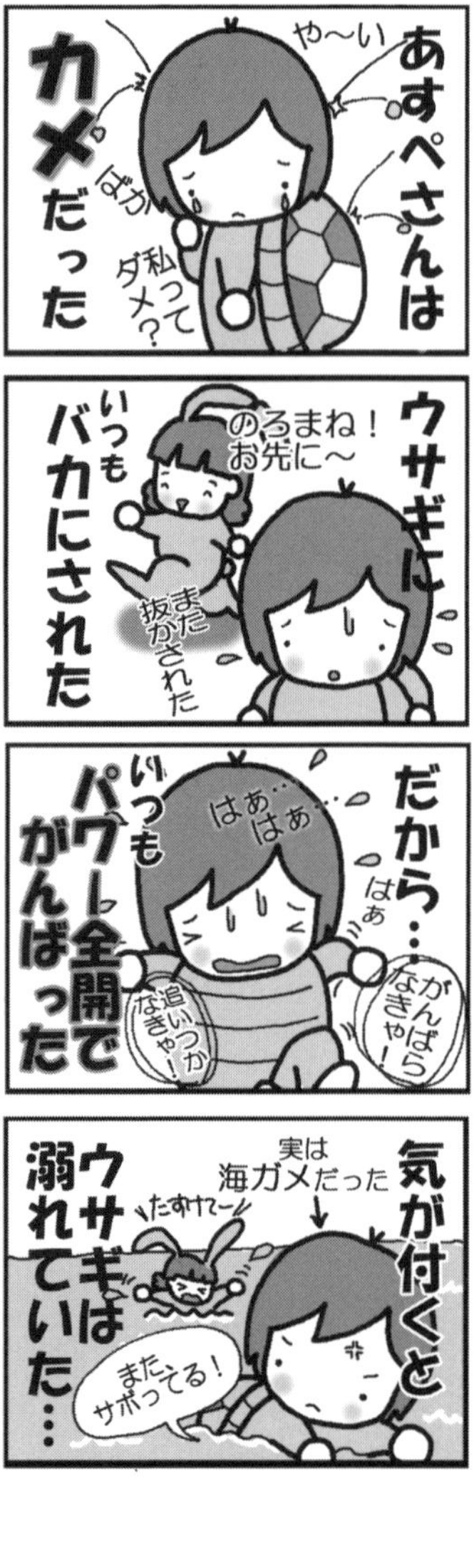
あすぺさんはカメだった
やーい
ばか
私ってダメ？
ウサギにいつもバカにされた
のろまね！お先に〜
また抜かされた
だから…いつもパワー全開でがんばった
はぁ…はぁ…
はぁ
がんばらなきゃ！
追いつかなきゃ！
気が付くとウサギは溺れていた…
実は海ガメだった
たすけてー
またサボってる！

私は、幼稚園～小学校時代は、何をやってもダントツの〝落ちこぼれ〟でした。走れば、ダントツで最下位。プールは、数百人の同学年の中で最後まで泳げない子。算数は、毎日、居残り。同じ問題を何度説明してもらっても理解できず、先生に「なんでわからないの！」と、怒鳴られました。音楽は、楽譜が読めなくて、タテ笛もいつまでも吹けませんでした。

今、思い出しても、我ながらあきれるほど、全くの〝いいとこなし〟の子でした。

唯一、絵を描くことだけは得意でした。しかし、小学校1、2年生のころは、担任が異常に厳しい先生だったので、萎縮してしまったのか、学校では全く絵を描けなくなりました。

ほんとうに、何一つできることのない子でした！　しかも、ほとんどしゃべらないし、体が弱いので休んだり、保健室で寝込んだり、早退したりが多かったので、友だちもできませんでした。

そんな感じでしたので、もちろん〝いじめ〟の対象になりました。

先生の前では優等生で明るく良い子がいじめの中心になっていました。大人は、口下手な私よりも、口が達者なその子のほうを信じました。言っている内容を、冷静に考えれば、相手のほうがおかしいのですが、自信満々に話すので、先生は気が付かないのです。


こうして、強い劣等感を幼稚園から小学校で植えつけられた私は、その後、どんなに成績がよくなって、優等生と呼ばれようとも、いい高校へ進学しようとも、有名大学へ進学しようとも、安心できることはありませんでした。

「劣等感」が強すぎて、自分自身を肯定し、自分の才能を認めることができなかったのです。

ときどき、「私って、実はデキルのかしら？」と思うこともあったのですが、「いやいや、そんなはずはない。思い上がりも甚だしい。思い上がるなんて、自分はなんて最低な人間なんだろう」と、自分を否定していました。

ですから、「頭いいなぁ」と言われると、とても腹が立ちました。

「私は頭が悪いのを努力でカバーしてきた！　死ぬほどの努力でやっと手に入れたのに、ろくに努力もしないでうらやましがるとは、どういうことだ！」

ほめ言葉に対して、素直に喜ぶことができないほど、私は「劣等感」のために、ゆがんだ心になっていたのです。

その「劣等感」でゆがんだ気持ちは、アスペルガー症候群の診断を受けるときまで、増幅し続けていました。

「私は頭が悪い。私はカメ」、そう思い込んでいたのです。

だから、仕事でも、私の思考のスピードについて来られない人がいると、ものすごく腹が立ちました。みんなその気になれば、簡単にできるくせに、努力もしない。私は頭が悪いのに、死ぬほど努力してがんばっているのに……。ウサギなら早く走れよ！　カメより、ずっと簡単に早く走れるくせに！　サボってばかり！

そのころの私には、ウサギがなぜのろく見えるのかわかりませんでした。だから、「ウサギはサボっている」のだと思い込んでいたのです。

けれど、アスペルガー症候群の診断を受けて、やっと理解できました。

私は、「海ガメ」だったのです。

学校という「陸」で、ウサギと〝同じ方法〟でカメが勝負すれば、勝ち目はありません。けれど、水場を利用すれば（自分の得意を生かした方法で）、ウサギより早く目的地に着けるかもしれません。あるいは、下り坂なら、転がれば（自分の欠点を逆に利用すれば）、ウサギより早く進めるかもしれません（ちょっと痛いかもしれませんが……）。

そして、「海」（自分の得意分野の世界）なら、海ガメのほうが速く泳げるに決まっています。

そう、今の私の仕事は、〝海ガメ〟にとっての「海」だったのです。周りのウサギがのろ

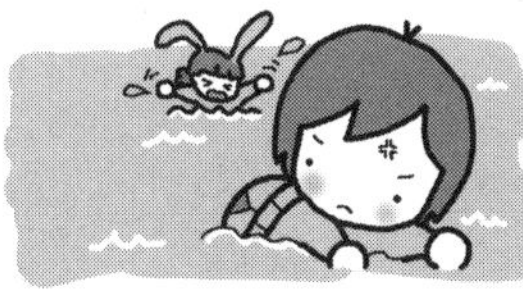

く見えても当然です。

　アスペルガー症候群の診断を受けたときに、医師から、

「あなたには特殊な才能があって、自分に合った環境で才能を発揮できれば、幸せになれる」と言われました。つまり、私はすでによい環境にいたわけです。

　しかし、自分の「劣等感」に縛られて、冷静に判断ができず、溺れているウサギを相手に「サボっている！」と思って、イラだっていたわけです。

　ですから、思いやりのかけらもない態度で接していました。そして、イラだつことで、仕事に集中できなくなり、冷静な判断もできなくなり、いつしか〝こだわり〟が、仕事ではなく、周囲の〝サボっている〟と思えていた姿に向き始め、さらに、イラだつ…悪循環の永久ループにはまり込んでしまったのです。

　その結果、私は自分を追い詰めてしまいました。

「劣等感」が、私を卑屈にし、素直に喜べないゆがんだ心にしてしまっていました。

「劣等感」が、自分の才能を否定し、才能を伸ばすチャンスを失わせていました。

　つまり、私の才能を否定していたのは、他の誰でもなく、〝自分自身だった〟のです。そんなことに、やっと気が付きました。

　もしも、私と同じような思いで、日々を過ごしている方がいれば、落ち着いて周りを見回してみてください。ウサギはサボっているのではなく、溺れているだけなのかもしれません。

　そして、そこは、あなたの得意な「海」なのかもしれませんよ。

カメなら水中を行け！

〜急がば回らず〜

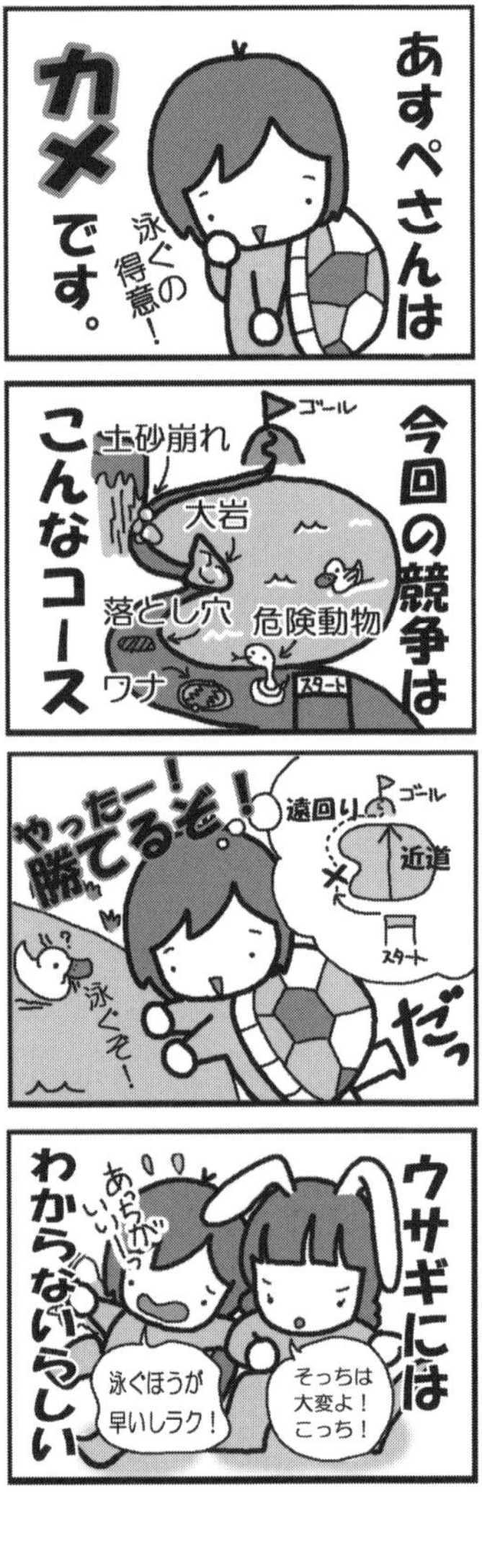
あすぺさんは
カメです。
泳ぐの得意！
今回の競争は
こんなコース
ゴール
土砂崩れ
大岩
落とし穴
危険動物
ワナ
スタート
やったー！
勝てるぞ！
遠回り
ゴール
近道
スタート
泳ぐぞ！
だっ
ウサギには
わからないらしい
泳ぐほうが早いしラク！
そっちは大変よ！こっち！

再び「ウサギとカメ」のお話です。カメだって、水に入れば、ウサギよりもずっと早く泳げるんでしたよね。つまり、自分の得意分野であれば、ウサギがおよびもつかないほど、すごい能力を発揮できるのです。

しかし、普段の生活・仕事では、なかなか得意分野ばかりというわけにはいきません。

では、ぜんぜんだめなのか、というと、そうではありません。目標を達成するための方法を工夫すれば、カメも、ウサギより効率的にできることがあるのです。

漫画のように、地上の道は凸凹で障害だらけ。池をまっすぐ泳いで渡ることができれば、とても早く、簡単にゴールに着くことができます。カメにとっては、地上の道を進むよりも、得意な泳ぎを生かしたほうが、ラクで安全で早いに決まっています。

カメはそのことに気が付いて、そうしようとします。しかし…泳ぎが苦手で嫌いなウサギから見ると、「泳ぐ!?　溺れたらどうするの？　何をバカなことを言っているんだ！　そんな面倒な方法がいいわけないだろう！」と、反対するでしょう。

確かに、ウサギにとってはそのとおりです。けれど、カメにとっては、水の中を泳ぐほうが安全でラクで早いに決まっています。最悪の場合、凸凹道を行く方法では、カメは落とし穴にはまって出られなくなって、ゴールにたどり着けないかもしれません。途中で、干からびて死んでしまうかもしれない危険な方法なのです。

そう考えると、カメは池を泳いで行く。ウサギは陸地を跳ねて行く。それぞれの得意な能力を生かして同じゴールにたどり着くのが、一番よい方法なのです。

さて、「カメとウサギの1対1の競走」という話であれば、これは誰もがうなずける話です。けれど、「多数派（ウサギ）」と「発達障害（カメ）」という話になると、なかなかうなずいてもらえないのです。

多数派（ウサギ）にとっては、ラクなやり方であっても、発達障害のある人（カメ）にとっては、難しい場合が多々あります。一方で、発達障害のある人の持つ特殊な能力（カメの泳ぎ）を使えば、多数派（ウサギ）とは違う方法で、目的（ゴール）を早くラクに達成することが可能なのです。

しかし、たいていの場合、「普通（多数派）のやり方と違う」という理由で、その方法を拒否され、多数派（ウサギ）のやりやすい方法（地上の凸凹道を走る）を強制されます。そのとき、アスペルガー症候群の人（カメ）が、自分のやりやすい方法を貫こうとすると、多数派（ウサギ）にとっては、「頑固」だとか、「人の話を聞かない」という風に見えてしまうのです。

例として、「カメラアイ」（フォトグラフィックメモリ）という特殊な能力を持った人の記憶方法について考えてみましょう。「英語の単語を覚える」場合、何度も英単語を発音しながら書いて覚えるよりも、単語帳をじっと眺めて、映像として丸暗記し、必要なときには、その映像をまるで辞書のページをめくるようにして探すほうがラクなはずです。

しかし、他の人に「単語帳を眺めてまるごと映像として覚えたほうが早いよ」と勧めたところで、「そんな映像を丸ごと覚えるなんて、無茶なことできるわけがない！」と拒否されるでしょう。

この場合、どちらの方法が正しいでしょうか？　どちらの方法も、「得意な当人」にとっては、「正しい」方法なのですよね。

しかし、日常生活では、多数派がラクだと思う方法が「一番よい方法」として、すべての人に押しつけられる傾向があります。それは、多数派の人が、自分の持つ能力を基準にして、〝相手も同じ〟だという前提で考えているからなのです。

けれど、そんな多数派の人でも、「ウサギとカメ」の例なら、うなずけるのはなぜでしょうか。これは、ウサギとカメの特徴をきちんと把握して、それぞれの方法が特徴に合っているかど

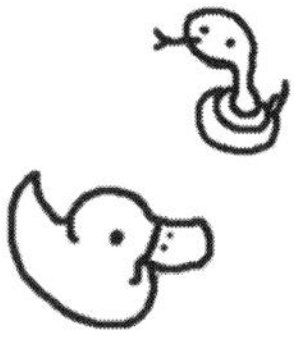

うかを判断できるからだと思うのです。

つまり、この社会で、発達障害の人の行動について、正しい理解をしてもらうためには、「アスペルガー症候群がどんなものであるか」を知ってもらうことが必要なのです。持っている能力が違うことがわかれば、ウサギとカメの例のように納得できるはずです。

最近、アスペルガー症候群がマスコミなどで取り上げられることが多くなり、能力のちがいについて語られることが増えてきました。しかし、その多くは、〝空気が読めない〟とか、〝こんなこともできないらしいぞ！〟という負のニュアンスのものが多いように感じます。

しかし、〝できないこと〟が強調される理由があります。今まで、〝できないことで周囲に不快な思いをさせてきた〟という歴史があるからです。ですから、まずは、怒っている相手に、それが〝わざと〟ではなくて、「脳機能の問題」だということを知ってもらって、耳を傾けてもらわなくてはなりません。誤解を解くために、〝できないこと〟を強調して表現する必要があったのです。

しかし、耳を傾けてもらえるようになった今、次の段階へ進まなくてはなりません。「こんな特別な能力を持っている」「これをうまく活用すれば、すばらしいことができる」という情報を発信していくのです。

つまり、「できないことは助けが必要だけど、他人よりできることがある。そっちでみんなの役に立てるんだよ」という、**「ギブ・アンド・テイク」の関係が成り立つということを知ってもらうのです。**

発達障害のある人は、「ちょっと取り扱いが難しいけど、使いこなすとすごく役に立つ」そういう人材なのです。企業が〝戦略的〟にこうした人材を活用すれば、会社の発展につながるはずです。決して、社会のお荷物ではないのです。社会や企業が、戦略的にこの才能の活用に取り組めば、必ず、一定の効果を得られると思うのです。

現在の日本の社会は、すばらしい両刃の剣を「両方に刃があるなんて危ない」と言って、使いこなそうとせず、サビつかせている、まさに「宝の持ち腐れ」の状態にある、といってもいいでしょう。

これからは、当事者・支援者が、アスペルガー症候群の持っている能力を社会に知ってもらって、その能力を生かせる環境作りをしていくことが大切だと考えています。

今、社会で働いている発達障害の方、これから社会へ復帰していく方、私たちはけっして、〝お荷物〟ではありません。**環境さえ整えば、発揮できるすばらしい能力を持っているのです。**

自分（カメ）にとって、やりやすい方法を探してください。自分から動かなければ、何も変わりません。支援者とともに、最善の策を練って行動してください。社会を相手に行動を起こすのは、一人ではできないのですから。

そして、大切なことは、焦らないこと。わかってもらえないことも多いでしょう。100人に話して、99人に拒否されたとしても、一人が受け入れてくれれば、それは大きな一歩です。その一人が支援者を増やしてくれるかもしれないし、その一人の行動を見て、初めは拒否していた人の気持ちが変わるかもしれません。

つまり「一人しか受け入れてくれなかった」ではなく、その一人は「無限の可能性を広げてくれる、大切な一人」なのです。

焦ることなく、自分から行動を起こして、能力が発揮できるようになれば、必ず、胸を張って「ギブ・アンド・テイクでやっていこう!」と言えるようになります。

そして、何よりも「行動を起こせた自分」に〝自信が持てる〟という、大切な能力を身に付けることができるのです。

—田中康雄の一言—

アスペルガー症候群を知ること

アスペルガー症候群について学ぶこと、知り得ることは確かにとても大切なことです。しかし、その特性をもって生きる方々は、一人として同じ人生を歩もうとしているわけではないのです。できること、できないことが医学的に解説され、あたかも自分自身の謎がわかったかのような状態に至りますが、実は、これはなかなか上手に説明できなかった自分自身を、少しだけ相手にわかるように説明できる共通言語を手に入れたことにすぎません。ほんとうの出会いは、これからです。そのために、自分自身がアスペルガー症候群という一つの特性を持って生きているということに自信を持ってほしいと思います。

予定変更で
パニックになるのはなぜ？

私は、予定が決まっている場合は、前もって心の準備をしておきます。他の人なら必要ないようなことでも、心の準備が必要なのです。

私は、ほんのささいなことでも驚いて、頭が真っ白になって、どうしていいかわからなくなってしまいます。だから、驚かないために心の準備が必要なのです。

一般的に、重要な発表などの前には、入念に準備をしますよね。どんな人が聞きにくるのだろう？　どんな質問をされるだろう？　どのくらいの時間かかるのだろう？　これらをあらかじめわかっていて、答えを準備できていれば、安心して発表に臨めます。

アスペルガー症候群の人は、普段の生活でも、このような準備が必要なのです。

なぜなら、とてもチキンハートなので、普段の生活でさえも、ドキドキしどおしなのです。

〜予定が崩れるとき〜

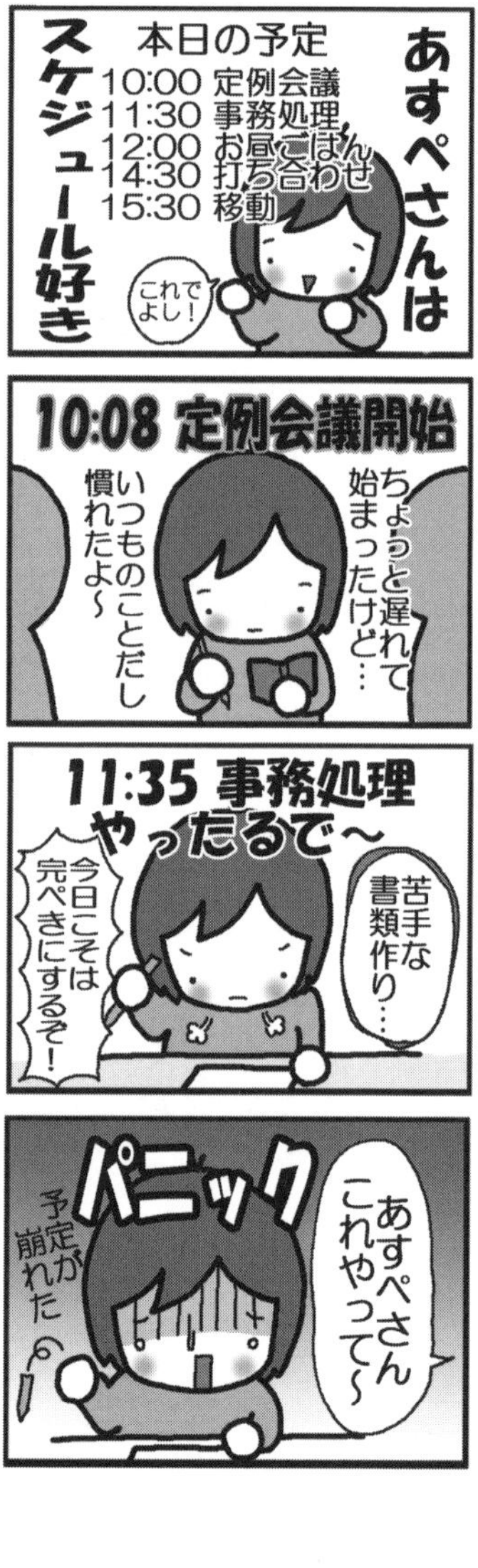
あすぺさんは
本日の予定
10:00 定例会議
11:30 事務処理
12:00 お昼ごはん
14:30 打ち合わせ
15:30 移動
スケジュール好き
これでよし！
10:08 定例会議開始
ちょっと遅れて始まったけど…
いつものことだし慣れたよ〜
11:35 事務処理やったるで〜
苦手な書類作り…
今日こそは完ぺきにするぞ！
パニック
あすぺさんこれやって〜
予定が崩れた

その対策として、できるだけ予習や心の準備をしておくのです。

そうやって、せっかく心の準備をしていても、突然、「これやって！」と、予定外のことを言われると、二度びっくりするのです。

まずは、「予定外の仕事そのもの」を心の準備もなしにやらなければならないという恐怖。もう一つは、「予定外の仕事が入った」ことで、予定していたことができなくなる、あるいは、予定していたことがどうなるか一から考え直さなくてはならないという焦り。

もう、この二つの驚きと焦りで、頭の中は真っ白、心臓はバクバク状態なのです。こんなにびっくりさせられれば、誰だって怒りたくなりますよね。

そして、もう一つ。私は、思考の方法が他の人と違うので、今やっている仕事を途中で止めることがとても怖いのです。今、頭の中からあふれ出している考えが、再開後には出てこないのがわかっているから。

だから、「途中でやめて」と言われるのは、私にとっては、「今やっている仕事をゼロに戻して」ということに等しいのです。だから、「じゃましないで！」と怒りがこみ上げます。けれど、周りの人には、私がそんなに驚いたり焦っていることや怒る理由なんてわかりません。「ちょっとした雑用で、そんなに怒らなくたって…」と思われるでしょうね。ただ、びっくりして、焦っているだけなのですが……。

では、「予定外のこと」に対して、アスペルガー症候群の人自身は、どのように対処すれば、

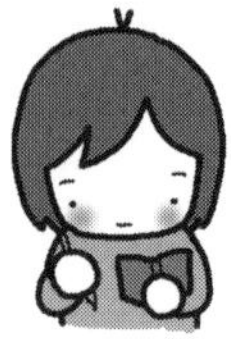

心が波立たずにすむのでしょうか。

できるだけ「その場で判断」するのを避ければよいのです。

アスペルガー症候群の人の特徴として、「とっさの判断」は苦手ですが、「事前に対策を練る」のは、連想力に長けているので、意外に得意です。この得意な能力を生かして、事前に状況を連想して、対応をあらかじめ考えておくのです。

予定外のことが発生したときに、いきなり対応しようとするのではなく、まず一呼吸おくために、よくあるパターンに対して対応をあらかじめ決めておくのです。

例えば、「電話が鳴ったときどうするか」……。集中力が必要な作業を始める場合には、「自分以外に取れる人がいれば、電話は取らない!」と決めてしまいます。電話が鳴ったときには、「すみません、手が離せないので誰か出てください」と言うことに決めてしまいます。

自宅にいるなら、「電話には出ない」と決めて完全にムシです。大切な用事なら、留守電にメッセージが残されるでしょう。それを聞いてから対応しても遅くないのです。

逆に、軽い作業中の場合なら、「とにかく鳴った電話は私が取る」と決めてしまいます。電話が鳴ったら、〝取るかどうかなんて考えずに〟とにかく電話を取ることにするのです。

とっさに「自分の今の状況なら、出られるかな? 他の人が出てくれるかな?」なんて考えて判断することができないのであれば、初めから対応を決めてしまえばよいのです。

多少、かたくなな対応に見えるかもしれませんが、毎回パニックになって怒ったり、集中力が途切れて作業が滞ってしまうよりは、絶対にいいはずです。

電話を取ると決めたときは、〝誰よりも早く取る〟ようにすれば、「あの人は電話を取らない」なんて言われることもないでしょう。自分も、周りの人も、精神衛生上いいですよね。

まずは、身の回りで一番よくある困ってしまうパターンを〝一つだけ〟考えて、使ってみましょう。たった一つだけでも、確実に、今よりはよくなるはずです。そして、それが身についてきたら、対応パターンを一つずつ増やしていきましょう。

焦る必要はありません。ゆっくりでも、確実に一つずつ増やしていけばいいのです。そうして、確実に自分がラクになっていくのを実感できれば、少しずつ、できることのペースがアップしますよ。

想定外への対応

―田中康雄の一言―

私たちは、想定外のことが生じたとき修復作業を行います。可能な範囲で似たような過去の経験を引っ張り出し、少しでも想定内に納めながら対応をしようとするわけです。まったく未知な事柄に対しては、目をつぶるか、その場から逃げ出すか、勝算がなくてもチャレンジするしかありません。パニックは、その対処のどれもが確実ではないために生じる不安と困惑を意味します。しーたさんも、自分の中で「想定内」と根付かせることの重要性を指摘しています。その場合、失敗を否定、叱責されずにたくさんの経験が積めることが大切なのかもしれません。

予習すれば怖くない？

〜もみくちゃで満足〜

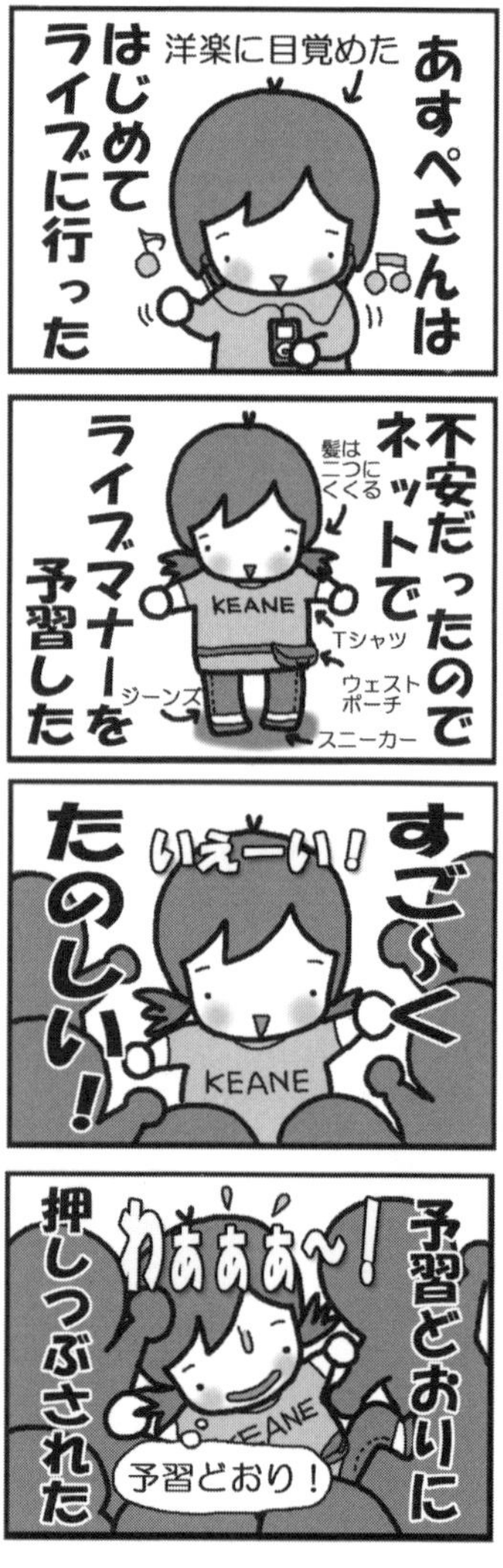

あすぺさんは
洋楽に目覚めた
はじめてライブに行った
不安だったのでネットで
ライブマナーを予習した
髪は二つにくくる
KEANE
Tシャツ
ウェストポーチ
ジーンズ
スニーカー
すご〜く
いえーい！
たのしい！
KEANE
予習どおりに
わあああ〜！
押しつぶされた
予習どおり！

私は、子どものころから、「初めてのこと」がとても怖くてイヤでした。自分に経験のないことを、いきなりやれと言われるのは、無条件に怖いと感じてしまうのです。けれど、同伴者と一緒に何度もしたことがあることは、特に怖がることもなく、一人ですることができました。これは、発達障害にかぎらず、誰にでもある気持ちです。

しかし、私の場合、この恐れの大きさがとても大きいのです。そのため、**普通なら、「こんなことぐらい」と思うようなことでも、「初めて」というだけで、しりごみしてしまうのです。**

私が、人生で初めての体験を決行したときの話です。

「ロックのライブに行く！」

実は、数年前から、ライブというものに行ってみたいと常々思っていたのですが、なかなか踏み出せませんでした。

ライブってどんなん？　ライブハウスってどんなとこ？　どんな服着て行ったらいいの？　何を持って行ったらいいの？　っていうか、どんなところで、どんなことをするの？　どんな人がいるの？　ううう…わからーん。怖いよぉぉぉ〜。

そうやって、何度か断念しました。

しかし！　どうしても、どうしても行きたいライブがありました。超大好きなイギリスのバンドが来日する！　しかも小さなライブハウスで間近で見られる！　こんな、チャンスめったにありません！

思わず、勢いでチケットを取りました……。

取った後、不安が募ってきました。洋楽ロックのライブって、どんなん？　怖い人が集まるんじゃないの？　っていうか、私なんかものすごく場ちがいなんじゃ？　それより、音楽にノって盛り上がるとか私にできるの？　どうしよぉぉぉぉ……。

勢いでチケットを取ったことすら、後悔しそうになりました……。そこで、インターネットでライブマナーを検索しました。なんと、ライブマナーをきちんと解説しているサイトがあるのです。

予習したとおりに準備をして、「もう大丈夫！」と自信満々でライブに行ってきました。

意外に品のよい人が多くて、前から2列目でしたが、押しつぶされることもなく、最高のライブを楽しむことができました。

そして、このバンドが、このライブの数か月後の夏のロックフェスティバル「サマーソニック」に来ると知って、またもや、勢いで先行発売のチケットを買ってしまいました。

そして、真夏の野外で特大のロックフェスティバル。

怖いよおおぉぉ！　やっぱり、怖かったです。しかし！　ネットに準備方法が、こと細かに語られていました。

・熱中症対策は必須。

・お目当てのバンドを見るためには二つ前のバンドのステージから、徐々に前へ移動していく。

・前のほうでは、興奮したファンでもみくちゃになるので、初心者は気を付けること。

などなど……。そうして、準備万端で臨み、早めに会場入りして、またもや〝勢い〟で前から2列目までGO！　しました。

好きなバンドのためなら、押しつぶされてもいいっ！　……アホです。

お目当てのバンドの二つ前の演奏が始まりました。激しい曲が多いのですが、実は、このバンドも好きだったので、「やったー！　ラッキー！　こんな前で見られる…ぐあっ」と思った瞬間、どああああああ――！　と人が崩れてきました。危うく将棋倒しっ！　うれしくて完全に油断していました。

で、普段なら、ものすごく怒りを感じるのですが…このときは、予習をしていたので、「お

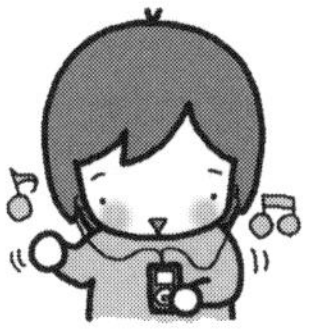

おお！　予習どおりだぁ！　すごい危険だぞぉ！　ほんとに、マナーの悪い、暴れる人がいる――」と、あまりにも予習どおりだったので、逆に満足しました。

つまり、予習をすることで、「初めて」への恐れがかなり軽減されるということなのです。そして、予習して「知っている」というだけで、予想外の「怒り」も減ります。

なぜなら、予習して、事前に「こういう不測の事態もありうる」ことを知っているので、もはや「予想外」ではなく「想定内」になるからです。

今回は、ロックのライブを例に出しましたが、市役所などへの手続き・申請なども、市役所のホームページで事前に予習して行くようにしています。かなり、手続きや持ち物（印鑑や証明書など）の詳細まで書かれていることが多いので、とても安心して行くことができます。

当事者のみなさんも、「初めて」で怖いことがあれば、インターネットで「予習」して、「擬似体験」をして、「怖い」気持ちを小さくするといいかもしれませんね。

ただし、気を付けなくてはいけないことがあります。インターネットの情報は玉石混在。場合によっては、嘘や詐欺もあります。ですから、お金が関わるような重大なことの場合は、信頼できるきちんとしたサイトで情報を得るようにしてくださいね。

「予習」するだけで、今まで足がすくんで踏み出せなかったことが、とても簡単に思えるようになるって、ステキですよね！

「なんで？」の使い方からわかること

私によくありがちな会話。

私「なんでこんなことしたの？」
相手「ごめん」
私「なんで？」
相手「ごめん」
私「だから、なんで!?」
相手「ごめん」
私「なんでって、言ってるでしょっ！」
相手「だから、謝ってるだろ！」

～なんで怒ってるの？～

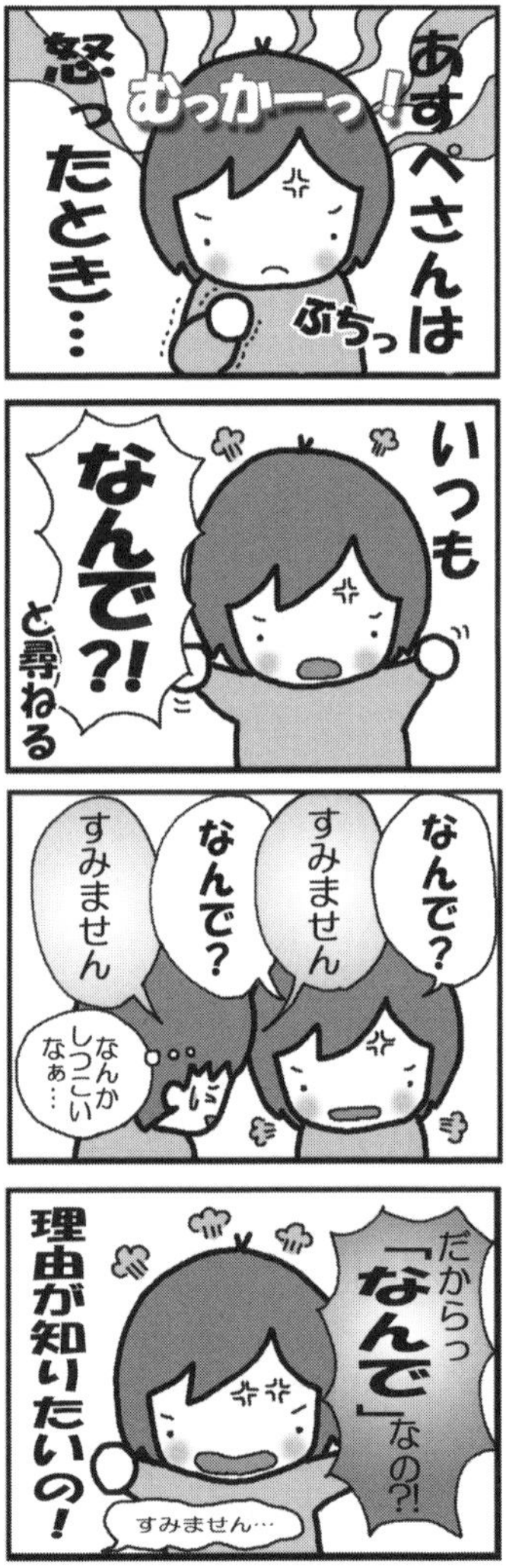

あすぺさんは
怒ったとき…
むっかーっ！
ぶちっ
いつも
なんで?!
と尋ねる
なんで？
すみません
なんで？
すみません
なんかしつこいなぁ…
だからっ「なんで」なの?!
理由が知りたいの！
すみません…

……なんで、こうなるのでしょう？

一般に、アスペルガー症候群の人は、「言葉を字義どおりに解釈する」と言われています。その典型例として挙げられるのが、相手の「なんでこんなことしたの？」という言葉に対して、「謝らずにくどくどと言い訳をして、さらに相手の怒りをかう」というものです。

これは、両者の「なんで」という言葉の使い方の違いにあります。

定型発達の人の場合、怒っている場合の「なんで」は、ほぼ「感嘆詞」に近い意味を持っているのです。だから、理由を尋ねているのではなく、非常に強い嘆きを表しているのです。つまり、「なんで」というのは、「私は非常に強い怒り・嘆きを感じているのだ」という表現なのですね。そんな相手に、理由を述べてもさらに怒りをかうのは当然でしょう。

さて、これをアスペルガー症候群の人から見るとどうでしょうか。

お気付きのとおり、最初に挙げた私の例のようになってしまいます。私は、自分の場合も「字義通り」の意味で使うのです。怒っている場合も「原因を知りたい」という気持ちが強いので、「なんで」と理由を聞くわけです。

ところが、定型発達の人にとっては、怒りの「なんで」は「嘆きの感嘆詞」だと考えるので、相手の怒りを静めるために「すみません」「ごめんなさい」と言います。

しかし、私にとっては理由が知りたいのですから、謝罪の言葉なんて、どうでもいいのです。謝罪の言葉の次に、理由を言ってくれるのを待ちますが、相手は何も言いません。私は、イライラします。理由がわかれば、納得できて相手を許せるかもしれないし、原因がわかれば、次への対策が立てられるかもしれないのに……。

もう一度、理由を尋ねます。「なんで?」

相手は、私の怒りが収まらず、さらに責められているのだと感じて、謝罪の言葉「すみません」を繰り返します。

そう! **ここで"お互い完全に相手の意図を読みちがえている"のです!**

アスペルガー症候群の人は、字義どおりの理由を尋ねる「なんで」。定型発達の人は、嘆きの感嘆詞「なんで」に対しての謝罪。

これを踏まえて、一番最初の会話をお互いの心の中を見ながら、もう一度見てみましょう。

私(こんなことした理由を知りたいなぁ)「なんでこんなことしたの?」

相手(「なんで」って…怒ってるな、謝罪しなきゃ)「ごめん」

私(謝罪はいいから、理由を教えてよ)「なんで?」

相手(「なんで」って…まだ、怒ってるな~)「ごめん」

私(理由は? 「ごめん」だけでごまかす気!?)「だから、なんで!?」

相手(「なんで」って…しつこいな。まだ怒ってるよ)「ごめん」

私(いい加減に理由を教えろっ!!)「だから、なんでって言ってるでしょっ!」

相手(謝ってんのがわからんのかっ!!)「だから、謝ってるだろ!!」

冷静に見ると笑えますね。実際は、笑いごとじゃないんですけど……。このように、両者の間で、同じ言葉に対する「前提」のちがいから誤解が生じることは、とても多いと思います。

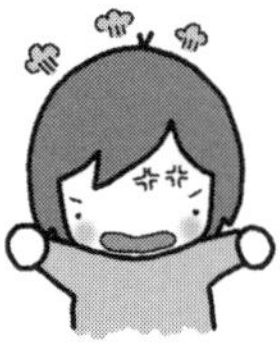

この例では、定型発達の人にしてみれば、「いくら謝っても許してくれない。アスペルガー症候群の人は異常にしつこい」と感じてしまうでしょう。逆にアスペルガー症候群の人にしてみれば、「理由を言わずに、謝って済ませようとしている」と、感じてしまいます。

ここで、私が「理由を聞いている」ことに気が付けば、相手の対応が「とんちんかん」で、アスペルガー症候群の人を怒らせているのも納得できるはずです。

世間では、〝アスペルガー症候群の人は周囲の人を怒らせることが多い〟と言われていますが、実際には逆もたくさんあるのだと思います。

ただ、アスペルガー症候群の人がなぜ怒っているのかわからないので、「執拗に同じことを繰り返し言う」「突然、怒り出す」という理由付けをしているのです。

とはいえ、世の中の多数派を占める定型発達の人のすべてに考え方を変えてもらう、というのは、現代の社会では合理的とは言いがたいです。賢明な解決策として、アスペルガー症候群の人がこのかんちがいに気が付いたら、自分から歩み寄ることです。

単に「気付いた人が相手に提案する」ということです。誰だって、自分で気が付かないうちに、相手がかんちがいに気付いて歩み寄りをしてもらっている場合があると思うのです。

ただ単に、黙って相手に合わせるのではなく、私は、話がかみ合わない場合には、「ちょっと待って。なんだか、お互いにちがうことを考えているような気がする」と言って、会話を一時停止して、お互いに冷静に考えるチャンスを作ります。

「私は〝なんで〟って、〝理由〟を聞いてるんだけど……」

「なんだ、そうだったの!?」
と、会話のズレの理由を一緒に探ることができます。

そして、会話がズレていた理由がわかると、お互いにそれまでの怒りを水に流せます。

「なんだか、会話がかみ合わないな」と思ったら、「お互いの〝前提〟がズレているのでは」と考え、会話を一時停止して、〝ズレ〟を修正するチャンスを作りましょう。

そして、これは、相手が〝誰であっても〟通用する方法です。そう! 発達障害があってもなくても、外国人、恋人、老若男女を問わず「オールマイティ」な方法なのです。

身近な人を相手に、一度試してみてください。きっと、びっくりするくらいお互いに誤解していたことがわかりますよ。

—田中康雄の一言—

ズレを楽しむ

アスペルガー症候群とともに生きる方々には、こうしたズレ経験がたくさんあるようです。先日も「幼稚園時代に、はさみの使い方が苦手で何度も教えてもらうのだけれど、うまくできない」という過去の悩みを告白した少女がいました。「はさみが使える人には簡単なことでも、苦手な人もいるからね」と答えましたが、その子は「で、先生にどうしてもうまくできないんですって訴えたら、『頭を使え!』って指導されて、そのとき幼稚園生だったから、紙を頭にのせて、ビリって」。そう言って少女は今だからこそ笑える素敵な笑顔を見せました。

見直しができないのはなぜ?

〜完ぺきな思い込み〜

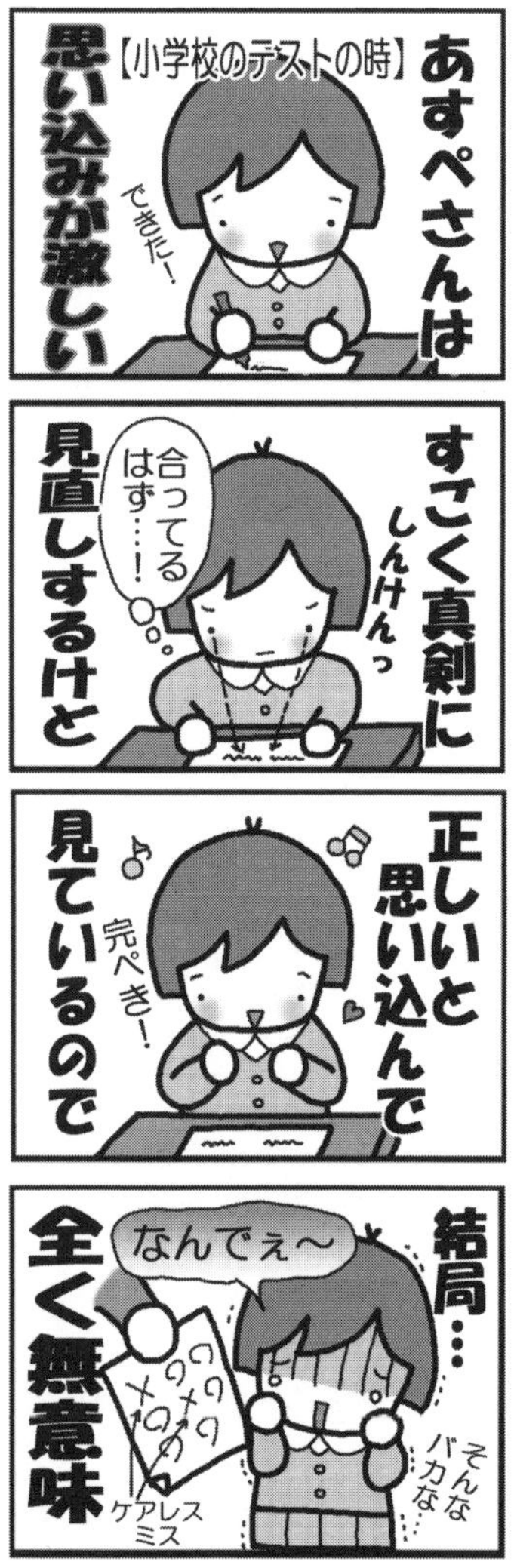
あすぺさんは
【小学校のテストの時】
できた!
思い込みが激しい
すごく真剣に
しんけんっ
合ってるはず…!
見直しするけど
正しいと思い込んで
完ぺき!
見ているので
結局…
そんなバカな…
なんでぇ〜
ケアレスミス
全く無意味

私は子どものころから、テストでケアレスミスをたくさんしました。

明らかにわかっている問題を書きまちがえたり、早とちりをしたり、簡単な計算ミスをしたり…とにかく、ケアレスミスのオンパレードでした。

母からは、「きちんと見直しをしなさい!」と怒られましたが、見直しをしていないわけではないのです。毎回〝ちゃんと〟している〝つもり〟なのです。けれども、「正しいはず」という強い思い込みが、気持ちのどこかにあるため、見直しに集中できていないのです。

ですから、まちがえているかどうかの正しい判断ができないのです。

仕事で必要な事務処理の書類も、まちがいがものすごく多いです。計算すれば足し算をまちがえるし、日付をまちがえたり…と、ありとあらゆるミスをします。

しかし、なぜか、プログラムや仕様書のまちがいは非常に少なく、品質が高いのです。

何がちがうのでしょうか。本人の真剣さがちがう？　気合いの入れ方がちがう？　私自身、そう思っていました。けれど、どうもそれだけではないようなのです。どんなに気合いを入れても、ダメなものはダメなのです。

今までに、自分のミスの多いものと少ないものについて、比較してみました。すると、一つの傾向が見えてきました。

作業や見直しの「手順」が自分の中で「確立されている」かどうかなのです。

手順が確立されていないと、見直しを面倒くさく感じてしまいます。そうなると、「正しいはず」という思い込みのほうが勝ってしまって、集中できず、ミスを見逃してしまうのです。

例えば、数学や物理の場合、数式を立てた後は、延々とそれを計算していきます。私はコレがものすごく苦手でした。計算を進めていくうちに、数字を取りちがえたり、書き漏らしたり…と、ケアレスミスばかり。

そんな私に、高校時代、塾で数学の先生が教えてくれたのは、「数式は縦に並べて書く」という単純明快なルールでした。もう少し詳しく言うと…「数式は、一行に一つ。横につなげずに、縦に並べる」。そして、見直しは、「すぐ上の式と見比べて、計算まちがいや書き漏らしがないかを確認する」といった単純なルールです。

言葉ではわかりにくいので、簡単な例を書いてみます。

（例）10×（5＋3×2−4÷2）の計算をする場合

●悪い例：横にイコールでつなげて書く

10×（5＋3×2－4）÷2＝10×（5＋6－4）÷2＝10×（11－4）÷2＝10×7÷2＝70÷2＝35

こんな簡単な問題ですら、ややこしすぎて、見直す気持ちが失せます……。

●良い例：一行に式は一つ。縦に並べて書く

10×（5＋3×2－4）÷2
＝10×（5＋6－4）÷2
＝10×（11－4）÷2
＝10×7÷2
＝70÷2
＝35

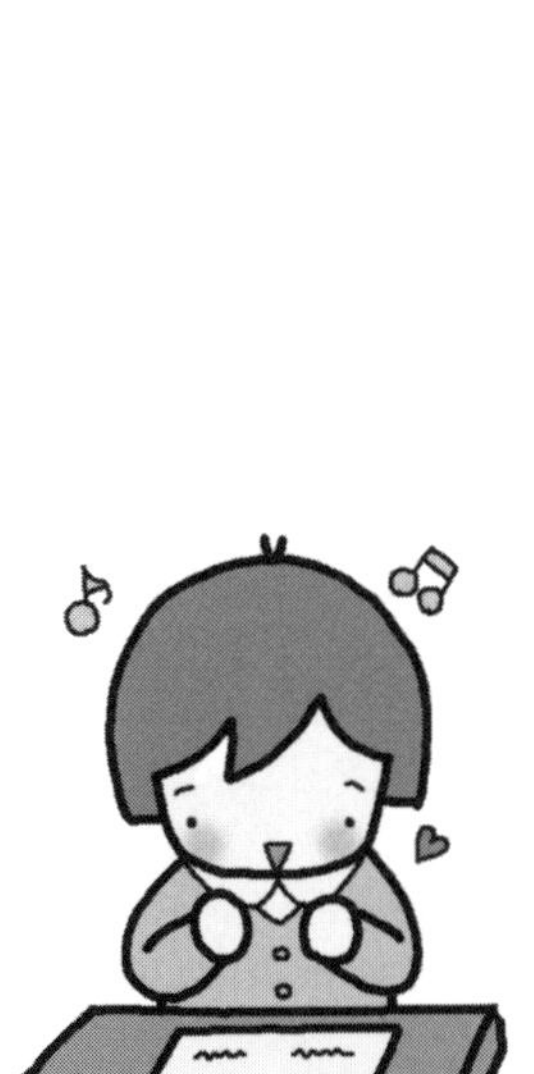

上下を見比べればよいだけなので簡単です。どこを比較して見直せばよいのかも一目瞭然ですから、見直しのストレスがほとんどなく、集中できます。

「数式は縦に並べて書く」というたった一つの単純明快なルールのおかげで、私は、飛躍的にケアレスミスが減りました。見直しもしやすくなりましたが、それ以前に、数式を解いていく過程でのミス自体が減ったのです。なぜなら、上に書いてある数式を見ながら、下に計算結果を書くので、そもそもまちがえにくくなるのです。

私は、コンピュータのプログラムを書くときも、自分の中で、一定のルールを決めています。常にそのルールから外れないように書いているので、まちがいが少ないのです。見直し自体も「ルールから逸れていない」ことを中心に確認をすればよいわけです。

いずれも、自分の中に「単純明快なルール」を持ってやっていることなのです。「ルール」があるから、見直しも「ルールに沿って見直す」ことができます。

そうして考えると、確かに、事務処理の書類を書く場合の手順として、自分の中にルールができていません。「とにかく必要事項を埋める」ぐらいのことしか考えていません。

過去に、苦手だったことが、急にできるようになることがありました。それは、自分の中で「単純明快なルール」ができた場合に、できるようになっていたように思います。

ここで、まちがえてはならないのは、**「見直しができない」ことが問題なのではなく、「ミスが多い」ことが問題**なのだということです。

ですから、「見直しができるようになる」ことに力を注ぐのではなく、「最終的なミスを減らすこと」に力を注ぐべきですよね。

つまり、「単純明快なルール」を決めることで、「ミス自体を起こりにくくする」「ルールに沿うことで、見直しをしやすくする」、その結果として、ミスが減ります。

このように、アスペルガー症候群の「苦手を克服する」のではなく、「目的の達成」という視点で「苦手を回避する工夫」をすれば、かなりの目的を達成できるようになります。

さて、ここで、「単純明快なルール」を決める場合に、注意することがあります。

それは、「ルールに当てはまらない場合の対処」です。

アスペルガー症候群の人は、ルールがなかったり、あいまいな場合やルールに当てはまらない場合には、「適当にする」ことができないため、「呆然としてしまう」「わからないので自暴自棄な態度になる」「見当ちがいなことをする」という結果になるのです。

ですから、ルールを決めるときに、「よくあることを場合分けして、パターンを作る」というのは当然ですが、もっと大切なのは、**「迷ったとき、決めたルールから外れたときは、こうする」という、予想外の事態へのオールマイティな対応を決めておくことです。**

実は、これはコンピュータのプログラムを書く場合にも似ています。なぜなら、コンピュータは、想定範囲内のデータを処理できるのは当たり前であって、「予想外のできごとに、いかに対応できるようにプログラムを書くか」(これを「エラー処理」と呼びます)が、プログラム動作の安定に関わるのです。すぐにフリーズしてしまうプログラムは、エラー処理がいい加減であることが多いのです。

そう、実は、アスペルガー症候群の人の行動や思考・判断は、かなりコンピュータのプログラムに近いのです。ですから、フリーズせずに動き続けるためには、「単純明快なルールを決める」「想定外の場合のエラー処理を決めておく」ことが大切なのです。

「エラー処理」を決めておくと、生活上で発生する多くの「決めたルールに収まらない」ものごとにイライラしたり、パニックになったりすることが減り、かなりストレスも減ります。

ささいな失敗を減らすには？

〜転びすぎはダメ？〜

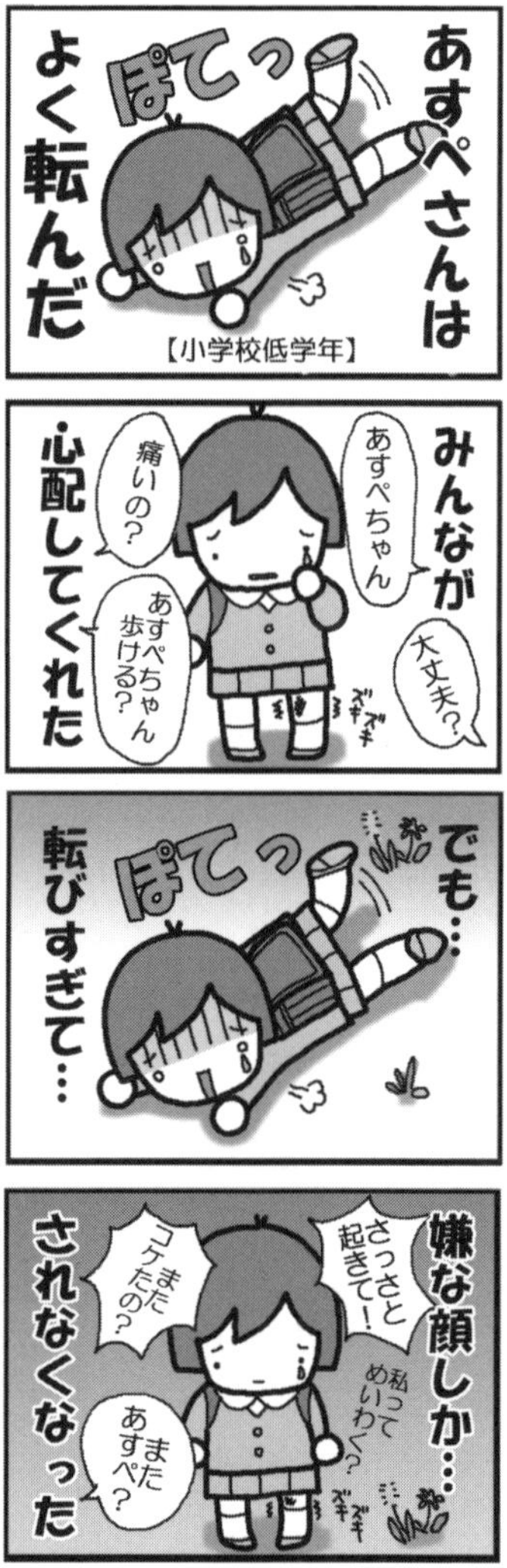
あすぺさんは
ぽてっ
よく転んだ
【小学校低学年】
みんなが
あすぺちゃん
大丈夫？
痛いの？
あすぺちゃん歩ける？
ズキズキ
心配してくれた
でも…
ぽてっ
転びすぎて…
嫌な顔しか…
さっさと起きて！
私ってめいわく？
またコケたの？
またあすぺ？
ズキズキ
されなくなった

私は、小学校低学年のころ、とてもよく転びました。

私の通っていた小学校は、毎日集団登校でした。近所の子どもが集合して、最年長の子どもが班長となり、一番前を歩きます。その後ろは、年が小さい者順に二列に並んでついて行くのです。

ところが、最年長のお姉さんは歩くのが速いので、私は必死で歩きました。が、もともと足元が不安定な私は、すぐに転んでしまうのです。しかも、私は極端な内股だったため、何もないところでさえ、自分の左足に自分の右足を引っ掛けて転ぶのです。

入学したてのころ、転ぶと班長のお姉さんが優しくしてくれましたし、周りの子も心配してくれました。

ところが、ほぼ毎日のように転びました。多いときは1日に2回転ぶこともありました。そのうち、私が転ぶと班長も周りの子もあからさまに「また、しーた、コケたんか…」という嫌な顔をするようになりました。

そのころの私は、歩くのがとても遅かったのです。けれど、必死で遅れないようにムリして歩いたので、もともと不安定な足元だった私が転んでしまうのも仕方がなかったのですね。けれど、こんなささいな失敗も、頻度が高くなると、周囲に迷惑がかかり、イヤな顔をされる原因になってしまいます。

発達障害の「できないこと」は、他の人が聞くと「ほんのささいな失敗」「誰にでもある失敗」だと感じるものが多いです。

しかし、「ささいな失敗」も頻度が高ければ、生活や人間関係に支障が出てしまうのです。

極端な例を考えましょう。

（例）電車に乗って切符をなくす

これが、人生で数回程度なら、「やっちゃったー」で済みます。しかし、これが10回のうち8回もなくしてしまうとしたら、どういう影響が出るでしょうか。運賃を2倍払うこともあるでしょうし、駅員に不審がられることもあるでしょう。切符をなくすことで、余計な時間をくって遅刻するかもしれません。

他の人から見て、2、3回程度なら、「あら、今日はついてなかったわね」と慰めてもらえるかもしれません。

しかし、10回、20回になれば、「またか!? なんで注意できないんだ！」と叱責されることになるかもしれません。

つまり、発達障害の人が「困っていること」は、「ささいな失敗」そのものではなく、その失敗の**「頻度が高すぎる」**ところにあるのです。しかも意外と、自身がそのことを自覚していない場合が多いのです。

ですから、アスペルガー症候群の人自身も、周囲の支援者の方も、「頻度が高いので困っている」という自覚をすることが大切です。

では、このようなささいな失敗の頻度を減らすために、当事者はどのようにすればよいのでしょうか。

私は、職場で電話の取り次ぎのときに、相手の所属と名前を覚えることができないため、失敗してしまいます。しかし、このことを悩みとして相談しても、「そんなの、誰でもあるよ」と言われます。

けれど、私が本当に困っているのは、「電話の取り次ぎに失敗する」ことそのものよりも〝失敗する頻度が非常に高い〟ということなのです。

当事者が、まず初めに「今生じている現象」について相談してしまうところに、誤解が発生してしまうのかもしれません。とはいえ、たとえ「その回数が多い」と言ったとしても、「頻

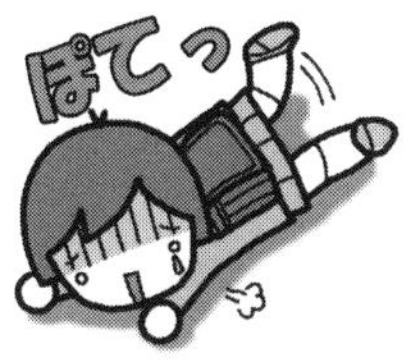

度が高いこと」がどれだけのダメージなのかということには、他の人には経験がなく、想像が及ばないのでスルーされてしまいます。それどころか、同じ失敗を何度も繰り返すのは、本人の「不注意」「努力不足」と判断されかねません。

しかし、これは、定型発達の人にとっては当たり前の判断なのです。なぜなら、〝その程度のこと〟は「注意する」ことで改善できる、という経験をしてきているのですから。

しかし、〝その程度のこと〟をするために必要な「注意する」という能力が、非常に低い障害があるために問題が発生しているのです。

つまり、発達障害に対して、「注意する」という能力を利用した改善案は、全く現実的ではないことになります。「注意する」以外の方法で改善する方法を考えなくては、いつまでも同じ失敗を繰り返してしまうのです。

自分が「何度も同じ失敗を繰り返してしまう」と気付いたなら、**自分自身の能力を注意深く分析して、より自分に適した努力・注意の方法を見直す必要があります。**

発達障害の人は、そのこと（自分にその方法が適していないということ）に自分自身で気付けるようになることが大切です。なぜなら、他人に言われたとおりに努力をしても実らないということは、周囲からの評価も下がりますが、自己否定感を増幅させてしまうからです。

他人のアドバイスを聞くことは大切ですが、その方法が自分自身に合っているかどうかの見極めをしなくてはなりません。そこが、発達障害の難しいところなのです。

他人のアドバイス（一般的に成功しやすい方法）が、発達障害の人にとっては全く適していないことが、多くあるのです。

それを見極めるのは、他の誰でもなく、自分なのです。幼い子どもの場合は、親御さんや先生の役割になるわけですが、その際にも、本人にそうしたこと（他の人と同じやり方では上達できないこと）があるという自覚を持たせるようにすることが、必要だと思います。そうした自覚を持つことで、自分の頭で解決方法を考える力をつけていけるのです。

こうした自分自身の特徴を、的確に判断できるようになれば、周囲の雑音に揺るがず、自分の最短距離で目的を達成することができる人になれると思います。

もちろん、一朝一夕にできるものではありません。普段から、自分自身の行動や思考について「どんな傾向があるのか？」と考えながらすることで、徐々に身に付いてくるものなのです。

常に、自分を「研究対象」として観る。そういう視点を持つことが、自分の特徴を的確に判断できるようになる基礎を作るのです。

みなさんも、自分自身を「研究対象」として観察してみてはいかがでしょうか。今まで、つらかったできごとも、研究対象として観察すると、「ほぉぉぉ！　なーるほど」と感心するような研究結果を得ることができるようになると思います。

だから、「繰り返すささいな失敗」は、自分自身の能力を発見するための重要な「研究材料」だと思えばよいのです。そうすれば、「失敗は成功のもと」になりますよね。

とっさに「大丈夫？」と言えないのはなぜ？

～失敗しても怒らないの？～

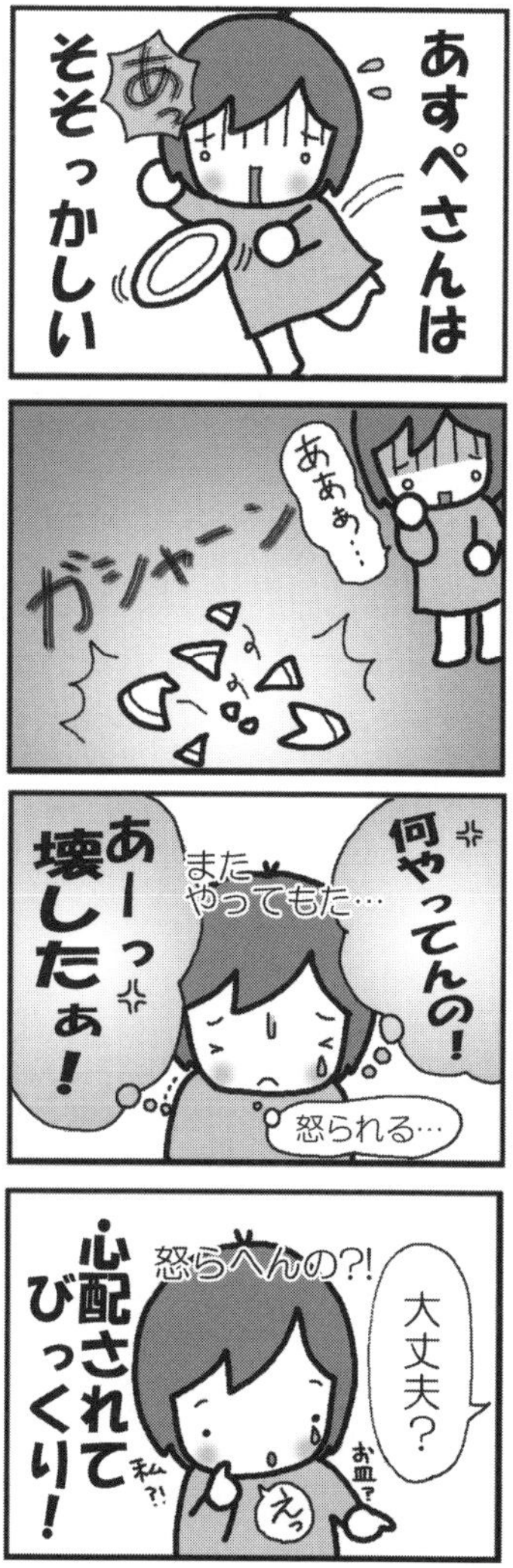
あすぺさんは
そそっかしい
あっ
ああぁ…
ガシャーン
何やってんの！
あーっ壊したぁ！
またやってもた…
怒られる…
大丈夫？
怒らへんの?!
心配されてびっくり！
お皿？
私?!
えっ

私は、そそっかしいです。どんくさいです。おっちょこちょいです。ですから、よく物を倒したり、引っ掛けたり、落としたり、ぶつけたりします。

そんなある日。私の部屋に友人が来たので、ご飯を作っていました。その最中に、いつものことなのですが、お鍋のふたをガシャ――――ン！　と落としました。

「あ――――――っ！」と叫んでしまいました。

すると、友人がこっちへ来て「大丈夫？」と言ったのです。

実は、友人がキッチンへ来たときに、私がとっさに覚悟したのが、「あーあー！　何やってんの！」「もぉ！　ちゃんと気ぃ付けなぁ！」という、ネガティブな言葉でした。

ところが、私の予想外の言葉「大丈夫？」が出てきたので驚きました。その言い方が、まさに「反射的に口をついて出た」感じだったのです。

そのときに、私は、はっと気が付きました。

実は、子どものころから、失敗が多かったせいで、失敗をしたときにかけられる言葉は、「大丈夫？」ではなく、叱責の言葉が圧倒的に多かったのです。

ですから、私の頭の中には、「失敗をしたら、叱責の言葉を言うもの」とインプットされていました。そのために、私は、他人が失敗をしたときに、「大丈夫？」という言葉が第一声に出てこなかったのです。

もちろん、大人になるにつれて「こういうときは、最初に〝大丈夫？〟って聞くものだ」と社会生活の中で学習したので、初めに思い浮かぶ叱責の言葉を飲み込んで、「大丈夫？」と言うように意識はしています。

しかし、この友人のように〝反射的〟には出てこないのです。

この「大丈夫？」という言葉。実は、この友人に言われるまでは、とても嫌いな言葉でした。子どものころ、遊んでいて転ぶと、大したこともないのに、やたら大げさに「だいじょぉぶぅ？」とみんなが口々に言うのが、ものすごくわざとらしく聞こえました。

「大丈夫かどうか、見たらわかるやろっ！」と思っていました。「大丈夫？」を連呼する子どもたちの態度が、いかにも〝私はあなたの心配をしてるのよ〟アピールにしか見えなかったのです。なぜなら、ほんとうに私が困っていて泣きそうなときには、かれらは「大丈夫？」なんて言葉をかけるどころか、知らんぷりだったのですから……。

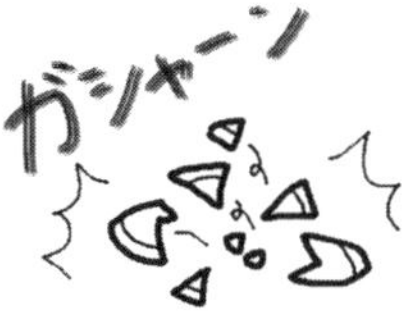

大したこともないのに、ことさら大げさに「大丈夫?」なんて言われると、〝偽善的〟で、とてもイヤでイヤで仕方がありませんでした。自分自身も「このタイミングで言うものだ」と学習してからも、その言葉を発する自分が「偽善行為」をしているようで、イヤでした。むしろ、そんな偽善行為をしている自分に、罪悪感さえ感じていました。

けれど、このときの友人の言動は、ごくごく自然に反射的に出た、ということが、友人の様子からとてもよくわかりました。

「あぁ、ほんとうにこういう人は、反射的に〝大丈夫?〟という言葉が出るんだな…」と、初めて納得できました。

そのことがわかって、「そっか。私は、偽善的じゃない〝大丈夫?〟を言う人になればいいんだ!」と思うことできました。

それから、私自身も「大丈夫?」という言葉を発することが、少しずつできるようになってきました。まだ、反射的にとはいきませんが、少なくとも言葉を発するときに感じていた〝偽善的〟なイヤな感情はなくなりました。

私は思うのです。反射的に優しい言葉を自然にかけることができる人というのは、その人自身が優しい言葉をかけられる経験をたくさん積んできたのだと。

反射的でなければ、私も優しい言葉をかけることができます。それは、自分自身がつらい経験をしてきたことを思い出して、じっくりと考えて、言葉を選ぶことができるからです。

しかし、「反射的に言う」となると、これはある程度、経験から頭の中に刷り込まれた反射的な行動なので、経験が少ないとうまくできないのだと思うのです。

前のエピソードでもお話したように、アスペルガー症候群の人は、ささいな失敗を高頻度で繰り返します。そのため、普通なら気遣ってもらえる状況でも、叱責されることになります。転んでひざをすりむいても、普通なら「大丈夫？」と言ってもらえるものですが、頻度が高いために、「また転んだ！」「もっと注意しろよ！」「さっさと立ってよ！」と叱責される経験をしてしまいます。

これは、一例ですが、他の多くのささいなことで、こうした経験を繰り返しているのが、発達障害のある人の成育過程の特徴ではないかと思うのです。このような環境で育てば、他人が同じ状況になったときに、反射的に「大丈夫？」という言葉よりも、叱責の言葉が出てくるのも自然なことではないでしょうか。

そのために、アスペルガー症候群の人は「冷たい」とか「思いやりがない」と評されがちです。それは、幼少時の経験によって、「反射的」な対応が通常とちがうものが刷り込まれてしまったため、一番目立つ〝第一声〟が思いやりのない言葉になってしまうためなのです。言い換えると、思いやりのない言葉ばかりをかけられてきたわけですね。

それだけに、じっくりと耳を傾けて、時間をかけて話をする場合には、人の痛みに敏感であったり、共感して一生懸命に協力しようとするのも、アスペルガー症候群の人の特徴でもあります。

今、自分を「思いやりのない人間だ」「優しさのない人間だ」と思っていないでしょうか？

よく自分自身を見つめてください。「思いやり」も「優しさ」も持っているはずです。ただ、それを「とっさに」表現できないために誤解をされているだけなのです。

まず、自分自身で、そのことを自覚しましょう。自覚しなければ、どんどん〝周りに言われたような人間〟になってしまいますからね。

人間関係って、結構面倒で難しい

―田中康雄の一言―

自分とはちがう人たちと一緒に社会生活を送ることって、恐ろしいほど不安に満ちていて、結構面倒なことかもしれません。ほっといてほしいときに「大丈夫？」って言われても、ほんとうはちっともうれしくありません。でも、せっかくのお申し出だから「はい、大丈夫です。ありがとうございます」と受け答えます。集会などで、意見が出ない瞬間に、何か言わないといけないのかもしれないと、深く考えずにみんなのために意見を述べても、「また、話題から逸れた話」と雰囲気を壊してしまうこともあるかもしれません。困惑も善意も、実はなかなか伝わらないものです。互いをよく知り得ていない人々で成り立つ社会で、「折りあい」を付けて、柔軟に自己を納め、主張するのは、「ハイレベルなことが要求されているのだ」と思って、「うまくいかなくても当たり前なのかもしれない」と達観することも大切かもしれません。すると、うまくいったときに、「私は社会性のある人間」と自画自賛できます。人生はつらいことも多いけれど、どう楽しむか、ということで風景が変わる可能性を持っています。

社会適応への道のり

～共感を練習する～

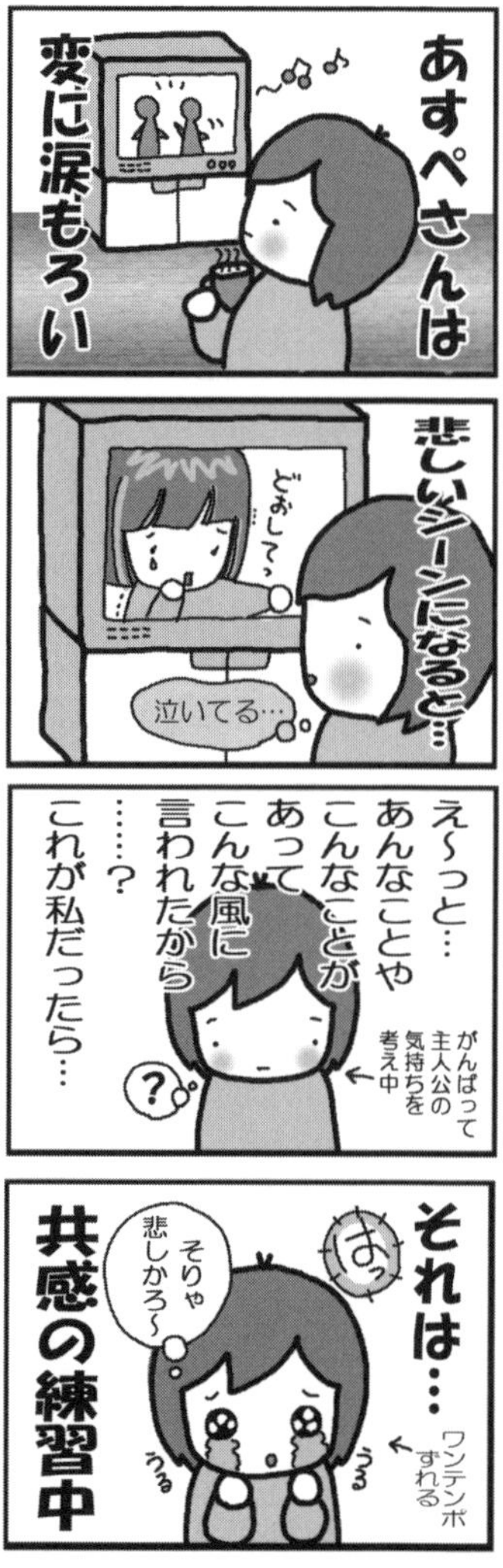

あすぺさんは
変に涙もろい
悲しいシーンになると…
どぉして？
泣いてる…
え～っと…あんなことやこんなことがあってこんな風に言われたから……？
これが私だったら…
がんばって主人公の気持ちを考え中
？
それは…
共感の練習中
そりゃ悲しかろ～
ワンテンポずれる
うるる
うるる

10年ほど前から、テレビのドラマを見て、大して悲しくもないシーンでも泣くようになってしまいました。

「なぜなんだろう?」と不思議に思っていました。

ある日、ふと気が付きました。ドラマを見ていて、主人公が少し苦しむ場面になったとき、私は一生懸命に、それまでの話の内容を思い返し、「ああ、こんなことがあって、こんなこともあって、これらを総合して考えると……。えーっと、コレが自分に起こったことだったら……（画像で想像中）。ああ、そうか、ものすごく悲しいな。そりゃ、つらいだろう、苦しいだろう……。ああ、かわいそうに……（号泣）」

一生懸命に〝共感して泣こう〟と努力していたのです。ドラマを見ている間中、ずっと、そのことにばかり注意が向いていました。だから、主人公に共感して泣いたはずなのに、ドラマを見終わると、話の筋をほとんど覚えていなかったのです。

それは、〝共感して泣くこと〟に注意が向きすぎて、ドラマそのものをまったく楽しんでいなかったからでした。

高校野球でさえも、試合の勝敗が決まると、負けたほうのチームの球児の気持ちを考えて、涙してしまうのです。

「ああ、この子たちは、きっと、休みも遊びも返上して、野球だけに打ち込んできたのだろうな。監督に厳しく怒られたり、厳しい練習でへとへとになったりして、がんばってきたのに、ここで負けてしまった。ああ、これが自分だったら…（過去の似た体験をたくさん掘り起こす）。…ああ、悲しいよね……（号泣）」

そのことに気が付いたのは、アスペルガー症候群の診断を受けた後でした。こんなに努力を重ねていたのに、定型発達の人の気持ちを理解することができない自分に気が付いて、なんともやりきれない気持ちで泣きました。

いったい、この十数年の努力はなんだったのか……。いつか、〝わかる〟日が来ると思って、一生懸命に努力していた自分の姿を思うと、あまりにも惨めで涙が止まりませんでした。

他の人とは脳の機能がちがう。〝わかる日〟は永遠に来ないのに……。

けれど、なぜ、そうまでして、私は〝共感して泣く〟ことに固執していたのでしょうか。

これは、子どものころから、母に「どうして、そんなに自分勝手なの！　相手の身になって考えなさい！」と怒られ続けたことにあるのです。「相手の身になって考える」練習を続ければ、「いつか人の気持ちがわかる人になれる」と信じていたのです。

けれど、いつまでたっても〝自然に相手の気持ちがわかる〟ようには、なれませんでした。常に意識して、〝今から相手の気持ちになって考えるぞ！〟と思って、想像力を駆使しなければならないのです。

それでも、〝反応速度〟を早めることで、外見的には、あたかも〝相手の気持ちがわかっている〟かのように見えるまでになりました。

けれど、これには、想像を絶するような精神の消耗が伴いました。例えば、仕事の打ち合わせ。「顔の表情の制御」「声の大きさ、速度」「適切な言葉の選び方」「相手の表情筋の動きの観察から相手の状況の推測」だけでも、神経がすり減るのに、「相手の立場や背景まで想像をめぐらして」「相手の気持ちになって、問題解決を考える」ということまでしていたからです。

ですから、仕事でお客さんとの打ち合わせがあった日は、テンションが上がりきってしまって、家に帰っても異常な興奮が収まらず、眠れないことなど日常茶飯事でした。

いったい、何が、私をそこまで動かしていたのでしょうか。

理由は、ただ一つでした。「お客様が喜ぶシステムを提供したい！」。自分の社内の評価に繋がらなくても、たとえ、社内で損な立場になろうとも、「何があっても、私のお客様とシステムは、私が守る！」そんな強い思いがありました。

この強い思いが正しかったかどうかはわかりませんが、それが、私の対人スキルを飛躍的に進歩させたのだと思います。

けれど、そこまで努力しても、状況にそぐわない表情をしていたり、テンションが高すぎたり、空気を読めていなかったことはたくさんありました。気付いた分だけで、これだけあるのですから、私が意識せず気付いていない分がどれだけあるのかわかりません。

私が、社内の人間関係の悪化で休職したことがあるという事実を考えれば、相当不適切な対応を続けていたのだということは、容易に想像がつきます。努力してもこんな結果です。こんなムダな努力、もうやめてしまおうか……そう考えた時期もありました。

けれど、私は、努力をやめることはできないのです。

なぜなら、努力をやめた瞬間に、完全に〝社会不適応者〟に戻ってしまうからです。

だから、社会で働いて生活していくためには、不完全な社会適応しかできなくても、努力をやめるわけにはいかないのです。

これは言い換えると、努力と工夫である程度の社会適応は可能だということでもあります。

だからこそ、定型発達のみなさんに理解してほしいことがあります。社会適応しているように見える発達障害の人は、極限の精神状態で、神経を張りつめている状態なのです。決して、気を付けて治したから〝自然にできるようになった〟のではないのです。

あなたと話をしている、今、このときも、緊張して神経を張りつめているかもしれません。

そのことを、理解してほしいと思います。それだけで、当事者は報われるのです。

もう一つ、考えたことがあります。

幸運にも、私は一人暮らしです。家に帰れば、誰に気を遣うこともなく〝素〟の自分でいることができます。そして、顧客対応の仕事でなく、個人作業中心の仕事であれば、対人関係による精神の消耗を抑えられます。少なくとも、〝家に帰っても仕事の興奮が収まらない〟という事態は避けることができます。家で一日の疲れをリセットできるなら、〝社会適応者〟として努力を続けつつ、好きな仕事も続けることができると思うのです。


こうして、初めて自分の〝適性〟について真剣に考えました。

今までは、なんでも〝気合いを入れてやればできるはず〟とムリをしたり、自分を痛めつける方向へばかり進んできました。

確かに、それによって、私はさまざまな技術を身につけて、弱点を克服してきました。けれど、それと引き換えに、自分の得意分野を伸ばすことに十分な力を注げませんでした。

最近では、「できないことを、できるようにする」ということだけが目的になってしまっていました。手当たりしだいに不得意なことにチャレンジして、「できるようになったから、満足」で、終わり。完全に、自分の目標を見失っていました。

大切なのは、自分が幸せになるために何を克服して、何を伸ばすのか適切に取捨選択することなのだと思います。

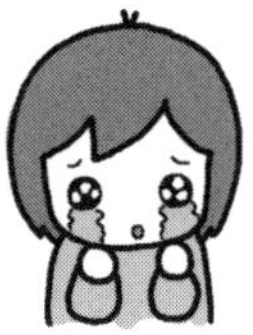

決して、「できないことを、できるようにする」ことだけが目的になってしまってはいけないのです。自分の幸せに繋がることに的を絞らなければ、すべてを人並みにこなすには、アスペルガー症候群の人はあまりにも不器用すぎるのです。

小中学生ぐらいまでは、それでもよいと思います。できないことにチャレンジして、〝工夫すればできるようになった〟という成功体験とできた喜びを身につけるために必要だからです。けれど、高校生（場合によっては中学生）のころから、少しずつ、将来に必要なものに的を絞ることも必要だと思います。

発達障害の子どもが大人になったとき、〝何が自分にとって大切なのかを取捨選択できる力〟を身に付けておく必要があるのです。そうでなければ、過去の私のように、〝すべてをできるように〟しようとして、多くの労力を精神の消耗に費やし、力を使い果たし……そして…壊れてしまいます。

そんなことになれば、せっかくの才能が芽を出すこともなく、消えることになります……。そして、何よりも、本人が一番悲しい思いをします。

そして…今、挫折の中でもがいている人へ。

今からでも遅くはありません。私はすでにアラフォーです。けれど、新しい一歩を踏み出しました。この一歩で、今までとは全く違う景色が見え始めました。今まで知らなかった希望と安心に満ちた世界です。

まだ、遅くはないのです。新たな一歩を踏み出してみてください。

当事者から学ぶこと、当事者の生きづらさ

北海道大学大学院教育学研究院教授　田中康雄

はじめに

本書は、30歳後半になってアスペルガー症候群と診断されたしーたさんが、今までの生活を振り返り、改めて自分自身をより理解することで、今までとこれからの人生に光を当て直そうとしている、「現在進行形」の思いの書です。

原稿に目を通した当初、私は、しーたさんの書いた内容一つひとつに反応し、字句についてコメントしようかと思いました。しかし、これは、「しーたさんのもの」であると思い、そのしーたさんの所有物にただただ向き合うことにしました。

その昔、アスペルガー症候群と診断した高校生の女の子が、「私が人生で一番悔いていることがあります。それは幼稚園時代に祖母の誕生日に渡そうと思っていたプレゼントを、私が園に行っている間に、母親が私に代わって手渡したという場面です」と話されたことがありました。私が「自分で手渡ししたかったのですね」と答えたところ、「いえ、母親が渡したので、あのプレゼントは母からのプレゼントになってしまい、私は、祖母にプレゼントができなかったことを悔いているのです」と話されました。所有を巡る深刻な話だと、当時の私は受けとめました。なので、本書のしーたさんの原稿は、あくま

でもしーたさんの「主観」により構成されたものです。そこに他者が修正をするということはあり得ないと思いました。それぞれがどのような感想を抱くかという自由とともに、しーたさんの主観もまた、否定も修正もされるべきものではないと思ったのです。

当事者から学ぶこと

他者の世界を知るのは、その人の世界を自らに語っていただくこと、これがもっとも近道ではないかと思います。もちろん、語りは修飾や隠ぺいがつきものです。誰だって自分のことを包み隠さず語ることはないでしょうから。それでも多くの手記などは、これまで外部の人間が不思議がり勝手に解釈して理解しようとしていた内容に、驚くほどの真実を突きつけてくれることになりました。

しーたさんが書かれた主観も、なるほどと思う部分、いやわかるなぁと思う部分、これは想像だにしなかったという驚きに満ちているかと思います。異質な他者の世界と思っていた部分が、確かに異質であったり、意外と近い世界であったりと理解できるかと思います。私たちにできることは、そうした個々の主観的世界に向き合い、ならば己の主観的世界はどうなっているのだろうと自己点検することでもあります。それぞれがこの世界にどういった形で足を降ろして生きているのか、「あまりにも不確実すぎる世界」だからこそ、互いを理解し合う作業を意識的に行う必要があるのかもしれません。

私は、相手によい対応はなかなかできないかもしれないが、少なくとも失礼なことのないようにという思いから、アスペルガー症候群のある人たちの世界を、「かれらは、非常な恐怖感、不安感、不全感を日常生活場面で抱き続けて生活している。さらに、なかなか世界の取っ手をつかめずに生きているように思われる。そしてそれを、かれらは生来的に『当たり前』と理解している。別の生き方を経験できないでいる。かれらは、その不確定さ、不確実さが生来的な感覚であるがゆえに、そこに違和感を抱くよりも、不明な、安心を提供しない周囲の関わりや状況に、強く継続的な違和感や疎外感を抱いて生活をしている」という前提を忘れずに向き合おうと思っています。もっとも、これも私の主観です。その心情変化について、もう少し述べておきます。

アスペルガー症候群のある人たちは、

①幼少時期から相手の言葉の真意をつかみ損ね、日によって異なるいい加減さに困り果て、あいまいな表現に立ち往生し続けています。

②徐々に集団でのまとまりある生活を強いられ、順番や折り合い、ときに配慮などを要求されるが、うまくできないため、回避あるいは拒否的程度を示して自分を護ろうとしています。

③そうした自己主張は単なるわがままと排除され、ときに集団生活ではじかれ、いじめられ、からかわれるようになり、さらに集団への溶け込みにくさが浮上していきます。

④こうした時期を経て成長していく中で、より一方的でわかりにくい事態が日々押し寄せてきて、社会から圧倒されてしまいます。

⑤その寄る辺なさの中の困惑が「生きづらさ」となるのではないか、と思っています。つまりアスペルガー症候群をもって生きることは、アスペルガー症候群の特性だけではなく、生活面の不都合さや戸惑いが蓄積され、精神面にもより不安定になる可能性をもっていると理解します。

支援者のできること

こうした生きづらさに対して、支援が検討されるわけです。私は、日常の生活の困難さを一緒に悩み、少しでもよい方向へと向ける努力を「支援」と呼びたいと思っています。特に、発達障害とは、発達が障害を受けているのではなく、生活に困難を抱えることと私は理解しています。そのために、発達障害という用語よりも「生活障害」という用語のほうが適切ではないかと思っています。

生活障害と理解している私にとって、発達のアンバランスを是正することは治療目標にはありません。私は、そのアンバランスさをもって、そのままに生きられる社会側の慣れと、そのままで生きていくためのささやかな作戦を、当事者に学び実施してもらいたいと希望しているのです。個々にあるアンバランスさをもって、今後の生活のつまづきの言い訳にしないような対応を探りたいのです。

そうした個々に準備される、よりよい生活を目指す改変は、当事者の希望と現実的な限界設定のなかで、共に悩み作りあげていくことが支援者のできることと言えるかもしれません。

あなたの周囲に、ひそかに困っている、生きづらさを抱えている人がいたら、「私に何ができるだろう」と自問自答しながら、生活と時間を共有している偶然に、やはり何かしら応えてください。それは共に生きるための支え合いであり、分かち合いであるかもしれません。

袖触れ合うも多生の縁を、大きなつまづきと後悔に彩られないためには、適度な情報を入手しておくことです。

本書の意義は、そこにあるかもしれません。

おわりに

しーた

私のアスペルガー症候群（発達障害）の世界はいかがだったでしょうか。

この本に書いたことは、私の感じている世界のほんの一部を表現したにすぎません。そして、何よりも、この本に書かれていることが、すべてのアスペルガー症候群の人に当てはまるわけではない、ということを心に留めていただきたいと思います。

私が、この本やブログを通じて、一番伝えたいことは、

「アスペルガー症候群（発達障害）＝○○な人」という等式は存在しない、ということです。

私があえて表現するとすれば、アスペルガー症候群（発達障害）は、**「型にはまらない例外の人の集まり」**である、と言うでしょう。

例えば、四角い枠に「はまらない形」というのは、無限にあります。とにかく「四角い枠にはまらない」なら、どんな形でもいいわけです。つまり、アスペルガー症候群（発達障害）の人は、「一般的な発達の型」にはまらない、能力の凸凹を持っている人なのです。私は、画像中心思考で、絵が得意で音楽が苦手です。どの能力が凹でどの能力が凸なのかは無限の組み合わせがあり、その無限の組み合わせによって、表に出てくる得意・苦手も無数になるのです。一般に言われている「アスペルガー症候群の人＝空気が読めない人」などという単純な等式で表現できるものではないのです。

こうしたことを踏まえて、アスペルガー症候群（発達障害）を支援する方々にお願いがあります。

何よりも、「目の前にいる当事者その人」をじっくりと見て、考えて欲しいのです。アスペルガー症候群の支援には、「こうすればまちがいない！」というマニュアルはありません。目の前にいる当事者の能力の凸凹にフィットする方法を「当事者と一緒に考える」ことだけなのです。

そして、支援を受ける当事者は、自分の能力の凸凹を自覚し、支援者に対して、説明し、どんな支援が必要かを表現できるようにしておくことが大切だと思います。決して、支援は一方的に「与える・受ける」ものではありません。支援者と当事者がお互いに知恵を出しあって試行錯誤してはじめて「本物の支援」が成り立つのだと思います。

今は細いけもの道ですが、たくさんの当事者がその道を歩むことで、太い道となり、後の時代を歩む世代のアスペルガー症候群の人が、少しでも生きやすい社会になることを願っています。

最後に、この本の出版の機会を与えてくださった学研教育出版の相原氏、監修を受けてくださった田中康雄先生、そして、私を支えてくれた当事者仲間に、深くお礼を申し上げます。

◇参考文献
テンプル・グランディン『自閉症の才能開発－自閉症と天才をつなぐ環』学研、1997年
三森ゆりか『外国語を身につけるための日本語レッスン』白水社、2003年
吉田友子『あなたがあなたであるために－自分らしく生きるためのアスペルガー症候群ガイド』中央法規出版、2005年

学研の
ヒューマンケア
ブックス

アスペルガー症候群だって いいじゃない
～私の凸凹生活研究レポート～

2010年10月5日　第1刷発行

著者　しーた
監修　田中康雄
発行人　金谷敏博
編集人　千代延勝利
企画編集　相原昌隆

デザイン　ソヤヒロコ
DTP　佐野いちこ
イラスト　しーた

発行所　株式会社　学研教育出版
〒141-8510　東京都品川区西五反田2 - 11 - 8
発売元　株式会社　学研マーケティング
〒141-8510　東京都品川区西五反田2 - 11 - 8
印刷所　共同印刷株式会社

この本に関する各種お問い合わせ先
【電話の場合】
●編集内容については　Tel 03-6431-1576(編集部直通)
●在庫、不良品(落丁、乱丁)については　Tel 03-6431-1201(販売部直通)
●学研商品に関するお問い合わせは下記まで。
Tel 03-6431-1002(学研お客様センター)
【文書の場合】
〒141-8510 東京都品川区西五反田2 - 11 - 8
学研お客様センター『アスペルガー症候群だっていいじゃない』係

ISBN 978-4-05-404584-2